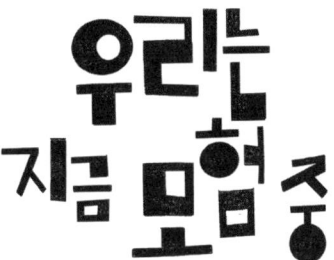

*일러두기: 우리가 일반적으로 알고 있는 '생리'의 정확한 명칭은 '월경'입니다.
이 책에서는 어린이들의 이해를 돕고자 일상적으로 쓰이는 용어인 '생리'로 표기하였습니다.

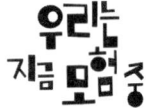

생리와 성에 관한 진짜 솔직한 이야기

1판 2쇄 발행 2024년 11월 10일 | **1판 1쇄 발행** 2023년 1월 16일
글·그림 이도이아 이리베르테기 | **옮김** 성초림 | **감수** 손경이
펴낸이 김상일 | **펴낸곳** 도서출판 키다리
편집주간 위정은 | **편집** 이신아 | **디자인** 조은화 | **마케팅** 윤재영, 장현아 | **관리** 김영숙
출판등록 2004년 11월 3일 제406ㅡ2010-000095호
제조국 대한민국 | **사용연령** 8세 이상 | **주소** 경기도 파주시 심학산로 10
전화 031-955-9860(대표), 031-955-9861(편집) | **팩스** 031-624-1601
이메일 kidaribook@naver.com | **홈페이지** www.kidaribook.kr
ISBN 979-11-5785-620-6 (73510)

Original title: Regla N°1
© Idoia Iribertegui
Translation rights arranged by IMC, Agencia Literaria S.L and Amo Agency.
All rights reserved.

· 이 책의 한국어판 저작권은 AMO 에이전시를 통해 저작권자와 독점 계약한 도서출판 키다리에 있습니다.
· 저작권법에 의해 한국 내에서 보호를 받는 저작물이므로 무단 전재와 무단 복제를 금합니다.
· 잘못된 책은 구매하신 곳에서 교환할 수 있습니다.

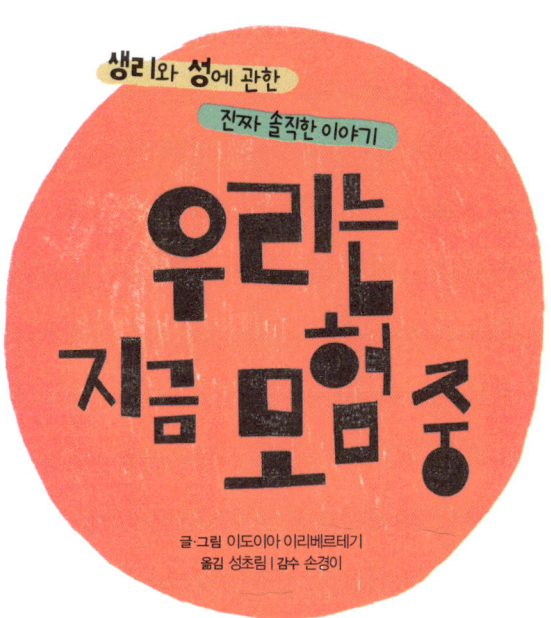

생리와 성에 관한
진짜 솔직한 이야기

우리는 지금 모험 중

글·그림 이도이아 이리베르테기
옮김 성초림 | 감수 손경이

킨더리

현재, 과거, 미래의 다 큰 소녀들에게
나의 X세대 친구들의 참여와 애정, 동행에 감사하며.
〈더 수어사이드 스쿼드〉의 모든 슈퍼히어로에게
우리를 즐겁게 해 주려는 아낌없는 헌신, 그 아름다운 모습에 감사하며.
그리고 프리다 칼로에게, 그 존재만으로도 감사한 마음을 전한다.

이제부터 우리 두 사람이 생리와 함께
어떻게 성장해 가는지 들려줄게.
때로는 즐겁지만, 솔직히 언제나 좋지만은 않은
우리들의 이야기! 기대해 줘.

환영합니다!

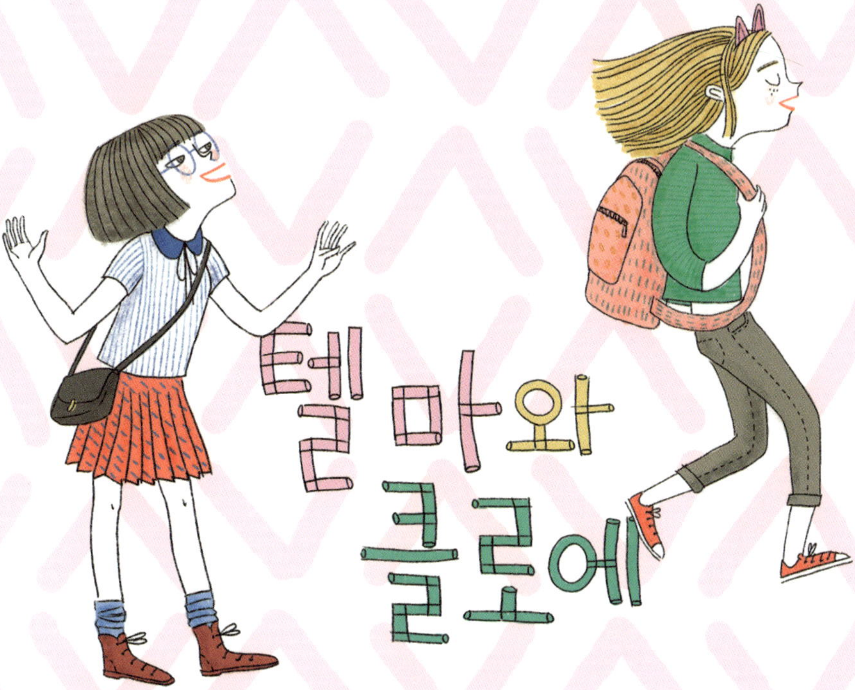

텔마와
클로에

차례

텔마의 이야기

1월. 열세 살 생일에 찾아온 변화 10
생리와 신체적 변화 ...18
여성의 생식기가 궁금해! ...20
생리 주기란? ...21

2월. 이번엔 좀 아픈걸? 22
생리통이 찾아왔다고? ...30
도전) 외계인에게 생리 설명하기 ...32

3월. 탐폰에 도전하다! 34
너에게 맞는 생리용품을 찾아봐! ...44
생리대와 탐폰, 생리컵을 소개합니다 ...46
도전) 다양한 생리용품 써 보기 ...48

4월. 생리에 얽힌 미신 50
생리를 금기시하는 문화 ...58

5월. 남자아이들에게 생기는 변화 60
남성의 생식기가 궁금해! ...68
깜짝 테스트) 생리 문제를 얼마나 편안하게 받아들이고 있니? ...72

클로에의 이야기

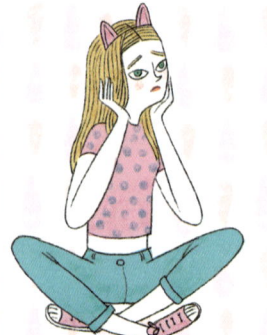

6월. 새빨간 꿈 74
고민을 나눠 봐! ...78
도전) 여성의 생식기 그려 보기 ...82

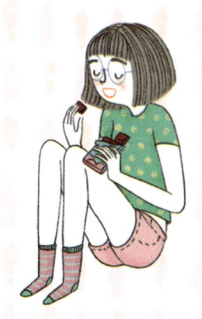

7월. 잊지 못할 캠핑 ……… 84
냄새와 털이 신경 쓰이니? …92
깜짝 테스트) 생리에 대해 얼마나 알고 있니? …94

8월. 기분이 이상해 ……… 96
생리 전 증후군이란? …106
도전) 눈 가리고 간식 먹여 주기 …108

9월. 새로운 친구 ……… 110
성적 지향은 다양해! …116

10월. 생리를 해서 좋은 점? ……… 120
도전) 생리를 축하하는 춤 추기 …126

11월. 나의 가족 ……… 128
성생활에 대하여 …138
깜짝 테스트) 너는 어떤 성격이니? …142

다시 텔마의 이야기

12월. 나를 미워하는 마음은 이제 그만! ……… 144
생리에 대한 잘못된 생각을 없애는 법 …154
도전) 생리용 생존 가방 만들기 …156

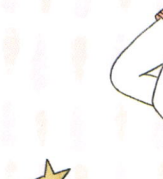

> 텔마의 이야기

1월
열세 살 생일에 찾아온 변화

내 이름은 텔마야. 난 만화를 좋아해. 특히 여자 영웅들이 나오는 만화. 또 생크림 과자랑 고양이를 좋아해. 그리고 오늘 생리를 시작했어. 잘 못 들었다고? 다시 말해 줄게.

나, 오늘 생리 시작했어!

사실 이 말은 도저히 믿기지 않아서 내가 나에게 다시 하는 말이야. 난 세상에서 제일 운이 나쁜 거 같아. 열세 살 생일날 생리를 시작하다니! 도대체 어떻게 이런 일이 있을 수가 있지? 내가 전생에 뭘 얼마나 잘못했기에 이런 가혹한 운명에 놓이게 된 거냐고!

어떻게 된 일인지 지금부터 찬찬히 이야기해 줄게. 어젯밤 잠자리에 들기 전 나는 정말로 긴장해 있었어. 다음 날이 바로 내 생일이니까. 너무 멋진 날이잖아. 그러다 오줌을 누러 화장실에 잠깐 갔는데 팬티에 갈색 얼룩이 묻어 있더라고. 난 생각했지.

'방귀가 좀 세게 나왔나?'

왜? '방귀'라는 말이 거슬리니? 이제 곧 내가 어떤 아이인지 알게 될 거야. 나는 뭐든 있는 그대로, 본 대로 이야기하는 성격이야.

난 별일 아니라고 생각하고, 팬티를 벗어서 세탁물 바구니에 던졌어. 그러고 나서 잠자리에 들었는데, 아침에 일어나 보니 갈아입은 팬티가 말짱하더라고.

엄마는 아침 일찍 생일 축하 노래를 부르면서 나를 깨웠고, 아빠는 뺨이 얼얼하도록 뽀뽀를 퍼부었어. 그리고 우리 집 고양이 가모라는 오늘이 내게 특별한 날이란 걸 알고 있는지 아침 식사 시간 내내 내 발밑에 몸을 웅크리고 앉아 있었지. 그때까지는 정말 멋진 인생이었어. 태양은 하늘에서 밝게 빛나고, 나는 신이 나서 학교로 향했어.

그런데 쉬는 시간에 화장실에 갔다가 나는 심장이 그대로 멈춰 버리는 줄 알았어. 팬티가 온통 거무스름한 얼룩인 거야. 그래, 알아. 그게 뭐 그다지 끔찍한 일은 아니라는 거. 하지만 확실한 건 방귀 때문에 일어난 일은 아니라는 거지.

시간을 거슬러 이야기해 보자면 지난 학기부터 엄마는 내게 생리대를 가지고 다니라고 잔소리를 했어. 결국 학교 가방에 하나, 운동 가방에 하나, 만들기 수업 가방에 하나…… 이렇게 가방마다 생리대를 가지고 다니게 되었지. 그리고 생리대를 어떻게 착용하는지 하나하나 철저하게 가르쳐 주었어. 나는 별 관심도 없었지만 말이야. 어쨌거나 엄마의 잔소리에 감사할 일이지. 엄마가 아니었으면 나는 오늘 아침 정말 기절했을 거야.

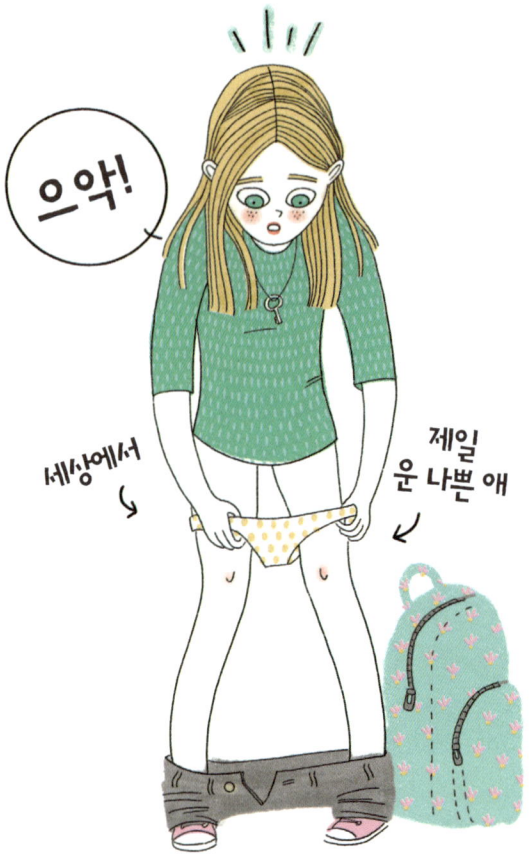

솔직히 말할게. 그러니까 이런 순서였어. 처음엔 역겨웠어. 그다음엔 부끄러웠다가, 곧 슬퍼졌어. 울고 싶어졌지. 엄마가 옆에 있었으면 좋겠다고 생각했어. 아니 더 솔직하게 얘기하자면…… 울음이 나왔어. 생리대를 팬티에 붙이면서 울었다니까. 어이없는 장면이지.

엎친 데 덮친 격으로 나랑 제일 친한 친구 클로에가 화장실 문을 두드리기 시작했어.

"텔마, 뭐 하는 거야? 다들 기다리잖아."

나는 화장실에서 나가고 싶지 않았어. 클로에는 금방 눈치챌 테니까. 우린 아주 특별한 사이거든. 마음이 통한달까? 서로 말하지 않아도 무슨 말을 하려고 하는지 금방 알아차리는 사이야.

그런데 그 순간 나는 클로에에게 내가 생리를 시작했다는 이야기를 하고 싶지가 않았어. 그래, 생리가 부끄러운 일이 아니라는 건 나도 알아. 자연스럽고 당연한 일이지. 나도 다 알아, 잘 안다고! 그렇지만 아무에게도 이야기하고 싶지 않았어. 또 왠지 부끄러웠어.

난 눈물을 닦고 나갔어. 당당하게, 힘차게, 평소의 내 모습대로! 그런데 클로에를 보자마자 그만…… 다시 울음을 터뜨리고 말았어.

클로에는 거침없는 아이야. 유머 감각도 뛰어나지만, 무엇보다 부끄럼이 하나도 없어. 동시에 공감 능력이 우주 최강인 아이야. 다른 사람의 고통과 기쁨에 무한 공감하는 아이지. 모든 일이 마치 자신에게 일어난 것처럼 행동하거든. 문제는 걸러서 말하는 법이 없다는 거지.

내가 생리 이야기를 하자마자 클로에가 제일 처음 한 말은 이거야.

"당장 울음 그쳐, 시스터."

클로에는 가끔 나를 '시스터'라고 불러. 자매가 없는 클로에는 우리가 한 가족이라고 상상하기를 좋아하거든.

"별일 아니잖아. 난 또 누구랑 싸웠나, 집에서 혼났나 걱정했잖아. 생리를 시작한 거라면, 그건 뭐 어쩔 수 없잖아. 가자."

클로에는 정말로 말이 많아. 그리고 말도 못 하게 말이 빨라. 자기가 무슨 말을 하고 있는지도 모른 채 계속 떠들 때도 많고, 가끔은 다른 사람 말이 끝나기도 전에 자기 말만 하는 때도 있어. 거의 독백 수준이지. 그래서 내가 이미 생리대를 찼다고 말했는데도 내 말은 듣지도 않고 자기 가방에서 파우치를 꺼냈어. 잡동사니로 꽉 차서 제대로 닫히지도 않는 그 거어어어어어대한 파우치를 말이야.

"나 여기에 털 나기 시작했을 때부터……."

못 말리는 클로에가 목소리도 낮추지 않고 자기 거시기를 손으로 가리키면서 말했어.

"우리 엄마가 날 들들 볶아서 파우치에 생리대, 탐폰 같은 거 다 가지고 다니잖아."

그러면서 파우치를 열다가 그만! 탐폰이 우르르 화장실 바닥으로 굴러떨어지고 말았지. 우리는 정신 나간 듯이 웃기 시작했어.

클로에가 내 옆에 있어서 그나마 다행이었어. 최고의 순간에도, 최악의 순간에도 언제나 함께 있어 주는 클로에에게 모든 걸 털어놓고 나니 마음이 훨씬 가벼워졌어. 당장 집에 가고 싶었지만 그래도 씩씩하게 남은 수업을 잘 참아 냈지. 수업 내내 내가 생리대를 잘 붙인 것

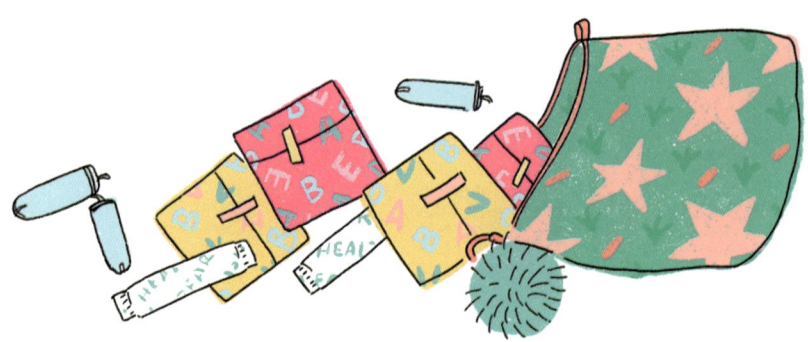

인지, 시간마다 갈아야 하는 건 아닌지, 바지에 피가 묻은 건 아닌지 신경이 곤두서 있었지만 말이야.

　오른쪽으로 두 줄 건너에 앉는 클로에는 나에게 계속 손짓을 해 댔어. '지금은 좀 어때?' 수학 시간에는 내게 쪽지를 보내려고 했지. 나는 클로에에게 쪽지 따위 보낼 생각은 하지 말라고 했어. 나랑 클로에 사이에는 우리 반 장난꾸러기 비센테가 앉아 있었거든. 클로에는 '피가 나오는 게 느껴져?' 이런 식의 메모를 보낼 게 분명했어. 그러다가 비센테가 알게 되기라도 하는 날엔…….

　생리에 관해서라면 학교에서도 집에서도 종종 배우잖아. 여성의 생식기와 생리 주기, 그런 것들도 알려 주고 말이야. 아주 깔끔하게 그린 그림도 보여 주고. 그런데 실제로는 그렇게 깔끔한 상황이랑은 좀 다른 것 같아. 그리고 궁금한 것도 많았어.

　난 학교가 끝나자마자 집으로 달려갔어. 약간은 혼자 있고 싶기도 했고, 우리 고양이 가모라를 꼭 껴안고도 싶었고, 엄마에게 이야기하고도 싶었어. 엄마는 분명 환호성을 질러 댈 테지. 그런데 도무지 뭐라고 이야기를 꺼내야 할지 모르겠더라고. "엄마, 나 생리 시작했어." 이렇게 말하는 게 제일 적당할까? 그래, 달리 뭐라고 하겠어?

　집에 가 보니 생일상이 떡하니 차려져 있었어. 생일 축하 카드랑 음악이랑 풍선이랑 케이크랑 전부 다. 난 거실 한가운데서 어안이 벙벙해서 그대로 서 있었어. 그리고 말했지.

　"나 생리 시작했어."

정말로 영화 속 한 장면 같았어. 내 말이 끝나자마자 풍선이 "펑!" 하고 터질 일만 남았던 거지.

엄마의 반응

우리 엄마는 완전히 정신이 나간 사람처럼 나를 꼭 껴안고 웃다가 울다가…… 정말 말도 아니었어. 그러고는 내가 정말로 싫어하는 말, 그렇지만 사실이라고 인정하지 않을 수 없는 그 말을 하더라고.

"우리 딸이 이제 정말로 여자가 되었구나."

"나 아직 여자 아니야. 아직은 아이라고, 엄마."

"그래, 그런데 다 큰 아이지."

아빠의 반응

아빠는 눈이 휘둥그레졌어.

"벌써? 이렇게 빨리? 그럴 리가!"

아빠는 오후 내내 도저히 믿을 수 없다는 눈초리로 나를 바라봤어. 내가 이제 더는 아빠의 꼬맹이 딸내미가 아니라는 걸 받아들일 수 없다는 듯이 말이야. 내 키가 벌써 한참 전에 아빠 턱밑까지 자랐는데도 말이지.

여기까지가 바로 내 인생 최고의, 그리고 최악의 날 이야기야. 난 케이크 촛불을 껐고, 그토록 원하던 원더 우먼 티셔츠와 만화용 마커 펜

40색 세트를 선물 받았어. 그리고 정말 내 마음에 들었던 선물, 바로 고양이 귀가 달린 머리띠도 받았지.

　내게 다가온 이 커다란 변화를 어떻게 받아들여야 할지 모르겠어. 뭐, 익숙해져야겠지. 하지만 난 클로에와는 달리 변화를 싫어해. 긴장되고, 어쩔 줄 몰라 하게 되거든.

　궁금한 것도 많고, 모르는 것도 많아. 그러니 하나하나 차근차근 알아 가려고 해. 네가 원한다면 너에게도 알려 줄게. 성숙한 여자 대 여자로서 말이야. 자아, 그럼 이제 필기할 준비됐니?

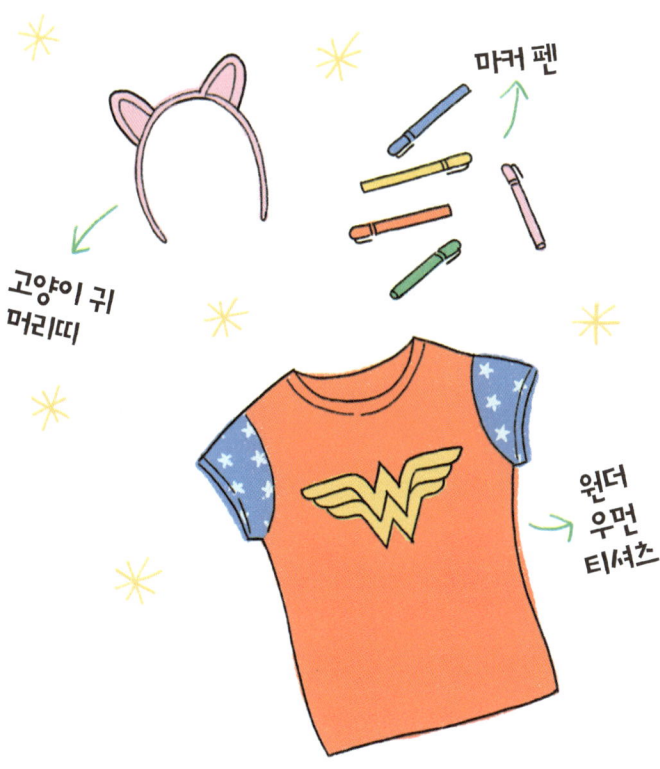

생리와 신체적 변화

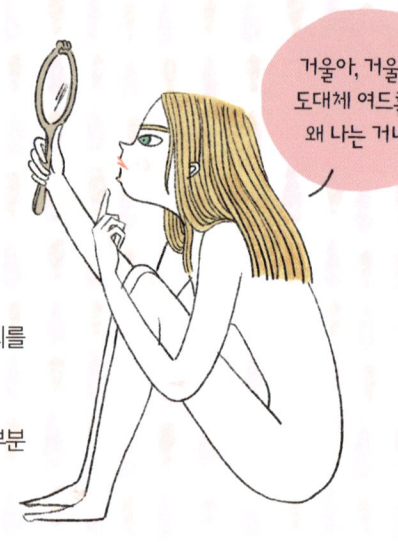

거울아, 거울아! 도대체 여드름은 왜 나는 거니?

사춘기가 되면 배란 주기가 시작되고 생리를 하게 될 거야. 첫 생리를 '초경'이라고 해. 사람마다 각자 다르긴 하지만 초경은 대부분 열한 살에서 열네 살에 해. 네가 열다섯인데 아직 생리를 하지 않는다고 해서 겁먹을 필요는 없어. 열여덟 살이 되어서야 시작하는 여자들도 있으니까! 또 열한 살이 되기 전에 생리를 시작하는 아이들도 있어. 일단 시작하면 그 이후로 40년간 임신 기간과 수유기를 제외하고 매달 생리를 할 거야.

네가 언제 생리를 시작할지 궁금하지? 가족 중 여자 어른들에게 언제 처음 생리를 했는지 물어보렴. 생리를 시작하는 시기는 대개 유전되거든. 또 네 몸의 변화에서 힌트를 얻을 수도 있어. 보통 가슴이 나오기 시작한 지 2년 후, 또 겨드랑이와 사타구니에 털이 나기 시작한 지 1년이 지나면 생리를 하게 돼.

만일 네가 열일곱 살이 되었는데도 생리는커녕 가슴이 나온다거나 겨드랑이, 사타구니에 털이 난다거나 하는 성징이 나타나지 않으면 여성 전문 병원 진료를 받아 보는 것도 좋은 방법이야. 신체 발달이 느려서 그런 걸 테지만, 일단 진료를 받으면 안심할 수 있으니까.

그런데 '생리 주기'가 뭐냐고? 여자가 매달 임신을 준비하기 위해, 또는 생리를 준비하기 위해 자연스럽게 겪게 되는 호르몬의 변화 과정을 부르는 말이야. 생리 주기나 생리 기간이 대략 규칙적이기만 하다면

신기한 점
- 첫 생리혈은 갈색인 경우가 많아.
- 생리 주기가 안정되기까지는 시간이 걸려.
- 두 번째 생리가 약간 늦어져도 걱정할 필요 없어.

생리가 늦어지는 원인
- 체중이 가벼운 경우, 몸이 에너지를 저장해 두려고 해서 생리가 늦어질 수 있어.
- 격렬한 운동 역시 생리를 늦추는 원인이 될 수 있어.
- 불안과 스트레스도 원인이 돼.

정상이야. 보통 생리 주기는 21~38일이고 평균적으로는 28일이지. 생리 기간은 2~8일 정도인데, 평균적으로는 4~6일이야. 생리 주기는 살면서 자주 변하는 편이야. 주로 스트레스나 나이, 체중의 증감이나 임신 때문이지. 혹시 네가 아직 모를까 봐 너의 생식기도 그림으로 설명해 줄게.

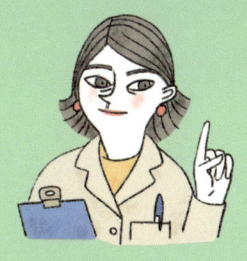

의사 선생님의 한마디!

이 시기에 가장 눈에 띄는 신체적 변화는 키 성장입니다. 여자아이들은 대부분 남자아이보다 이른 시기에 폭풍 성장을 하지요. 전문 용어로 '성장 급등'이라고 합니다. 이 성장은 주로 생리 시작 전까지 진행됩니다.

다른 여자들은 어떨까?

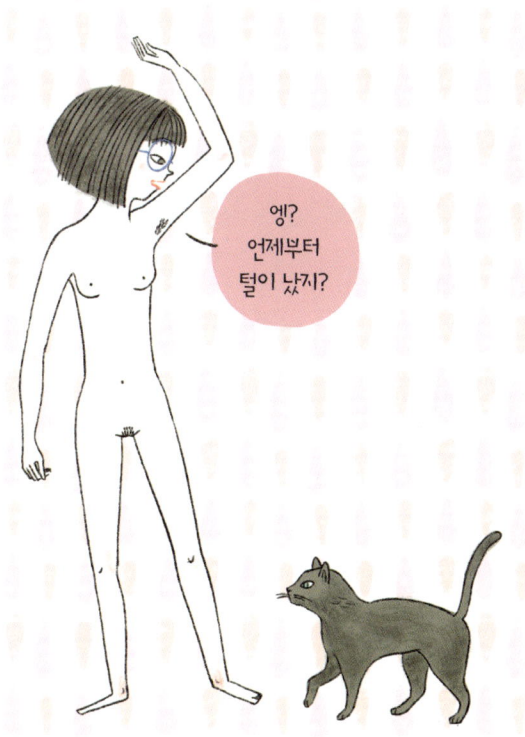

엥? 언제부터 털이 났지?

난 열한 살에 처음 생리를 시작했어요.
– 프리다, 14세

나는 열세 살, 내 딸들은 각각 열세 살과 열네 살에 시작했답니다.
– 아드리아나, 47세

막 열여섯 살이 되기 직전이었어요.
– 콘치, 47세

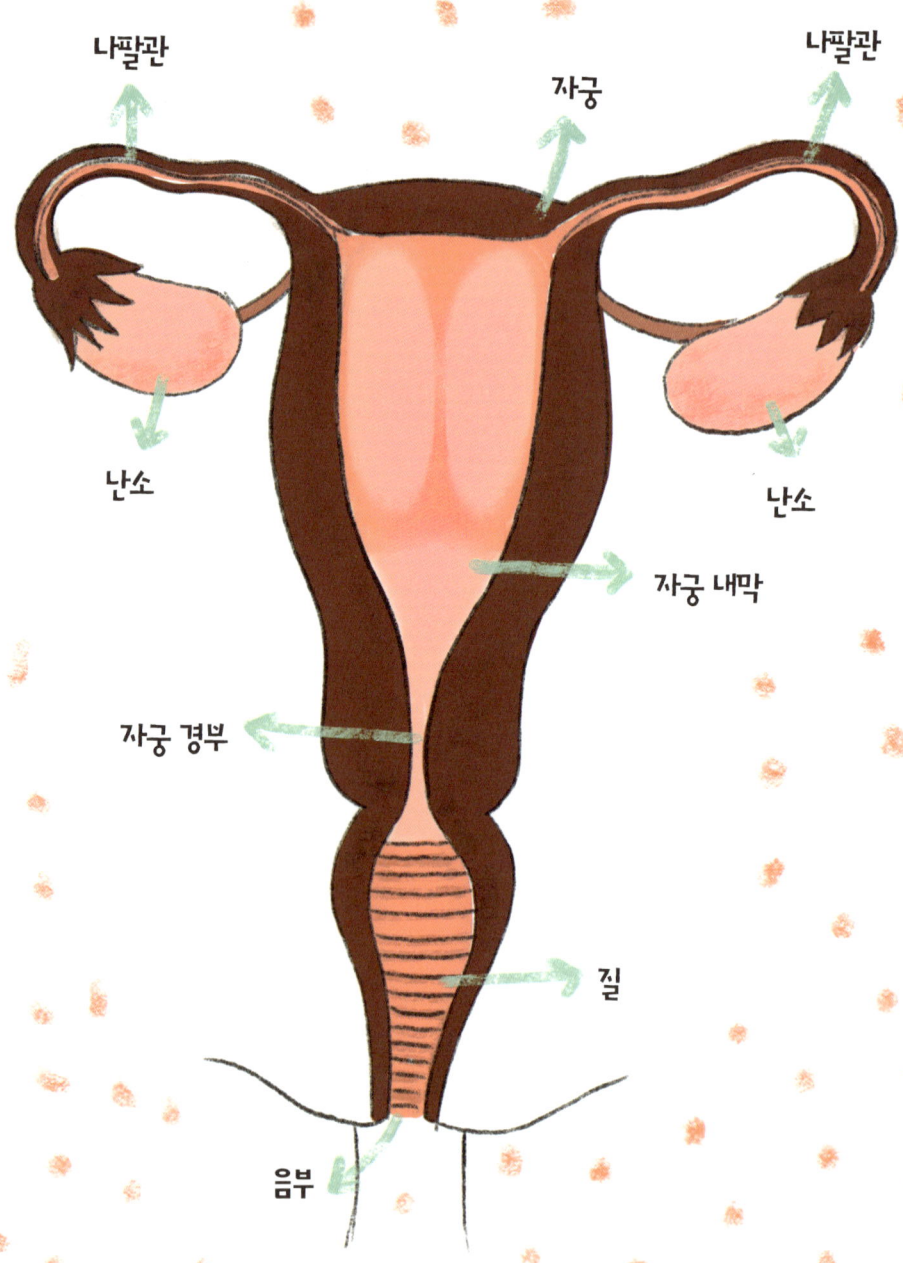

생리 주기란?

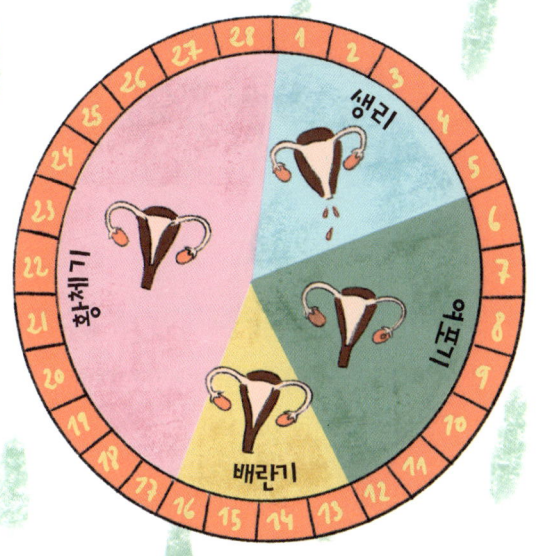

생리
자궁 안쪽 벽이 떨어져 나가는 과정. 다시 말해 출혈 단계야.

여포기
생리 주기의 첫 단계야. 출혈로 시작해 배란과 함께 끝나지. 이 단계에서는 '몸이 배란을 준비한다.'고 해.

배란기
생리 주기 중 난소에서 난자를 내보내는 '배란'이 일어나는 시기를 말해. 배란일까지 사흘 동안이 임신 가능성이 가장 큰 시기야. 만일 생리 주기가 28일이라면 배란일은 보통 14일째 되는 날이고, 임신 가능성이 가장 큰 날은 12, 13, 14일째야.

황체기
황체기는 생리 주기의 두 번째 단계인데, 배란이 끝나고 다음 출혈이 시작되기 전까지의 기간을 말해. 이 단계는 새로운 주기의 시작이라고 볼 수 있는 출혈과 함께 끝나. 이 단계가 끝날 무렵 '생리 전 증후군'을 겪을 수 있지.

2월
이번엔 좀 아픈 걸?

안녕? 벌써 한 달이 지났어. 사실 곧 다시 생리를 할 거라는 건 알고 있었어. 길건 짧건 어쨌거나 대략 28일마다 생리가 돌아온다는 것도 말이야.

수업 시간에 내 뒷자리에 앉는 루벤 코로나스, 그러니까 비센테보다 훨씬 더 멍청한 그 애처럼 생리가 매달 1일에 시작한다고 생각한 건 아니야. 그런데 다시 생리가 시작한 날이 하필 딱 우리 소풍날이었어. 그럼 그렇지, 왜 아니겠어?

충고 하나 할까? 예쁜 다이어리를 사서 매번 생리 날짜를 표시해 두는 거야. 그러면 언제 다시 생리가 시작할지 아는 데 도움이 될 거야. 사실 이건 우리 엄마가 해 준 말이야. 엄마가 지난달에 다이어리를 선물해 주면서 그러라고 했거든. 그런데 난 다이어리에 스티커나 붙이고, 새로 선물 받은 마커 펜을 시험 삼아 써 보고, 친구들 생일이라든지, 내가 나중에 유명한 만화가가 되었을 때 사용할 가명이라든지, 이런저런 잡다한 것들만 잔뜩 적어 두었지.

그런데 마침내 오늘 '생리2'라고 적었어. 두 번째 생리라는 거지.

아, 완전 망했어! 이번 소풍은 오래전부터 기대하고 있었단 말이야. 식물원에 정말 정말 가 보고 싶었거든. 가서 그림도 그리려고 했는데……. 난 나무랑 꽃이라면 정신을 못 차려. 특히 곤충이라면 더더욱!

그런데 바로 이번 소풍에서 여러 곤충을 관찰한다고 했거든. 클로에는 거미랑 벌레라면 기겁을 하지만 난 딱정벌레랑 잠자리랑 꿀벌이랑…… 하여간 발이 많이 달리고 복잡한 무늬를 가진 건 뭐든 좋아해. 너무 매혹적이잖아!

자세히 관찰해 보면 우리 주변 여기저기에서 딱정벌레를 볼 수 있어. 상형 문자, 보석, 동상…… 딱정벌레 모양의 부적을 가지고 다니면 질병과 죽음을 막아 준다고 믿는 사람들도 있었대. 고대 이집트 사람들은 딱정벌레를 부활과 영원한 생명의 상징으로 여겼다는 거 알고 있니? 고대 이집트의 태양신 케프리는 인간의 몸에 딱정벌레 머리를 가지고 있었대. 괴상하게 들릴지 모르겠지만 난 그 이야기가 정말 매력적이었어.

정말 아름답지 않니?

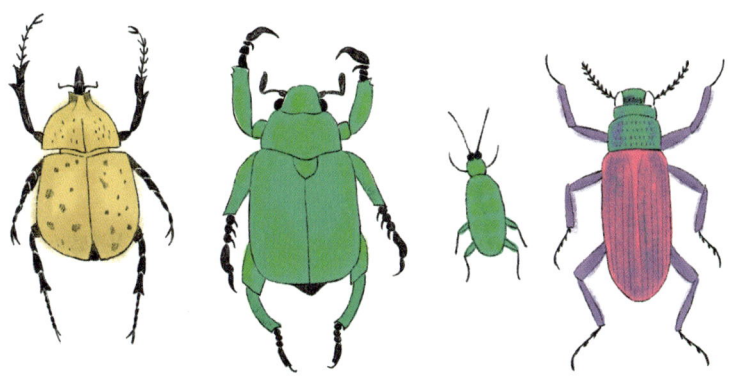

이런, 얘기가 옆으로 새 버렸네. 물론 지금 그 이야기를 하려던 것은 아니야. 우리는 세 시간 동안 식물원에 있었어. 먼저 식물 표본을 만든 다음 돋보기로 꿀벌이랑 곤충들이 움직이는 모습을 관찰했지. 그런데 갑자기 머리가 어지러우면서 등 아래쪽이 몹시 아프기 시작했어. 현기증이 나고 기분도 아주 이상해졌지. 난 그 자리에 주저앉고 말았어.

생물 선생님, 그러니까 앙헬 선생님이 뛰어와 무슨 일이냐고 물으셨어. 난 지렁이처럼 땅속으로 숨어 버리고 싶었어. 어떻게 앙헬 선생님에게 생리 때문이라고 말할 수 있겠어. 남자 선생님이잖아! 게다가 내가 선생님께 말씀드리는 걸 아이들도 전부 들을 텐데 말이야.

그런데 동시에 엄마와 할머니가 했던 말이 생각났어. 생리에 대해 이야기하는 걸 절대 부끄러워해서는 안 된다는 말. 그래서 기분이 더 우울했지. 내가 너무 겁쟁이처럼 느껴지는 거야. 원더 우먼이라면 어떻게 했을까? 원더 우먼도 생리를 했을까? 뭘 썼을까? 생리대? 탐폰? 생리하는 날에도 지구를 위해 싸우러 나갔을까? 아니면 편안한 옷에 두꺼운 양말을 신고 초콜릿을 먹으며 쉬었을까?

이런 별 쓸데없는 생각들이 머리를 스쳐 가는데, 아이들이 내 주위를 빙 둘러서서는 이제 괜찮냐고 묻는 게 아니겠어?

"등 아래쪽이 너무 아파. 배도."

"어떻게 아픈지 말해 볼래?"

앙헬 선생님이 물으셨어.

"꼭 경련이 일어나는 것처럼……. 아팠다가 말았다가 그래요."

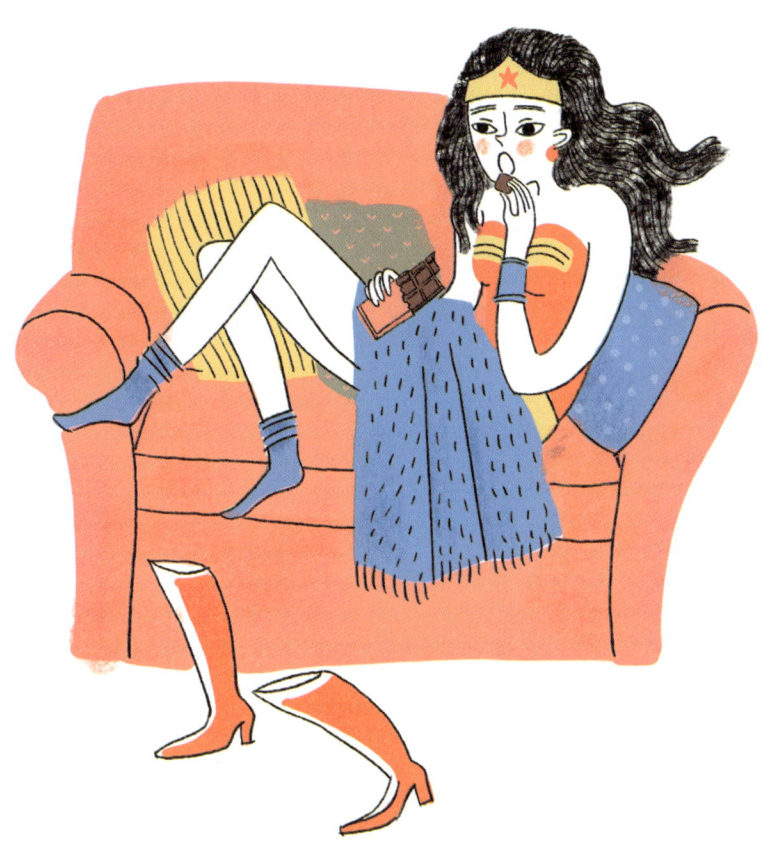

"텔마, 너 얼굴이 너무 창백해."

클로에가 식물원 안내 책자로 내 얼굴에 부채질을 해 주면서 말했어.

결국 선생님과 친구들이 나를 의무실로 데리고 갔지. 의무실 안에는 나랑 클로에, 앙헬 선생님만 들어갔어. 우리를 친절하게 맞아 준 의무실 선생님이 무슨 일이냐고 물으셨어. 사실 난 그런 통증은 처음이었기 때문에 약간 겁을 먹은 상태였어.

"지금 생리 중이거나, 아니면 곧 시작할 때니?"

나는 고개를 끄덕였어. 의무실 선생님은 물을 한 잔 주신 다음 과일 같은 걸 좀 먹으라고 하셨어. 그게 도움이 될 거라면서 말이야. 그러자 클로에가 점심으로 싸 온 귤을 내게 주었지.

난 한동안 소파에 누워 있었어. 앙헬 선생님은 아이들에게 돌아가시고, 의무실 선생님과 클로에만 남아 있었어. 선생님 이름은 '루시아'였는데 나한테 없어서는 안 되는 분이었어. 클로에가 도무지 입을 다물지 않았거든. 쉴 새 없이 질문을 퍼부으면서 온갖 것을 권하기 시작했지.

"음악 틀어 줄까? 연고 발라 줄까? 이제 얼굴색이 좀 나아진 거 같다. 네가 보기에는 안 그래? 쿠션 줄까? 부모님께 전화 걸어 줄까? 아, 이제 좀 얼굴이 발그스름하다. 덥니? 창문 열어 줄까?"

그때 루시아 선생님이 클로에에게 물주머니에 뜨거운 물을 채워 오라고 시키셨어. 선생님이 정말로 고마웠어. 나는 클로에를 아주 좋아하지만 가끔은 질릴 때가 있거든. 언제나 너무 열정적이란 말이야.

루시아 선생님은 내 아랫배에 뜨거운 물주머니를 올려 주셨어. 그러자 한결 나아졌어. 그리고 숨을 깊이 들이쉬었다가 내쉬라고 하셨어. 잠깐 그렇게 했더니 곧 불쾌한 기분이 사라졌어. 난 다음 생리를 대비하기 위해 이런 방법을 모두 적어 두었지. 이건 그냥 시작에 불과한 게 아닐까 걱정하면서 말이야.

집에 돌아왔을 때 아빠가 생크림을 잔뜩 얹은 코코아를 한 잔 만들어 주었어. 난 털 뭉치처럼 몸을 동그랗게 말고 내 발치에 누운 가모라

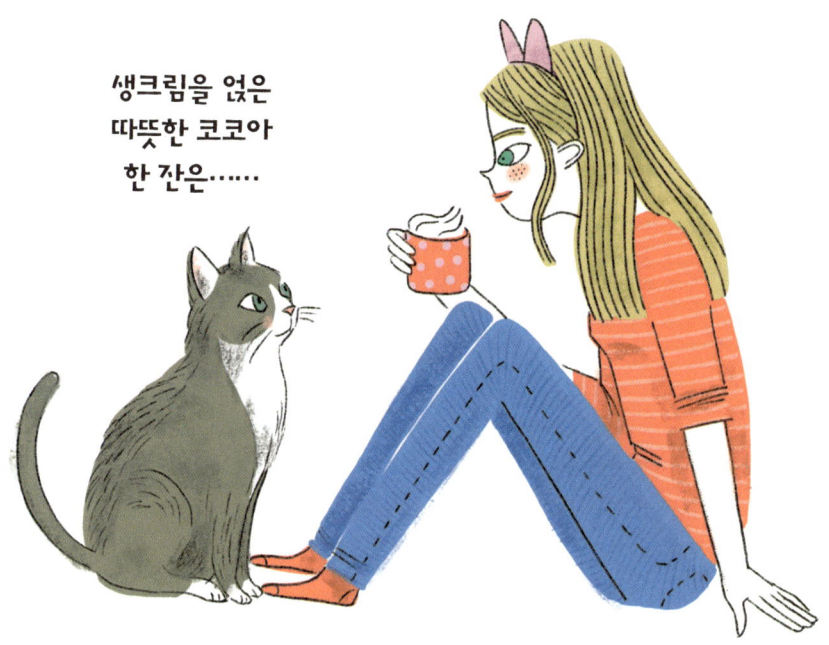

와 함께 저녁 식사 시간이 될 때까지 푹 잤어.

 긍정적으로 생각해야지 하고 나를 타이르면서, 다음에 또 이런 일이 생기면 제대로 잘 대처할 수 있을 거라고 날 위로했어. 그리고 앙헬 선생님이 다 아시게 되었어도 뭐 그다지 부끄럽지 않았다는 사실! 클로에 말처럼 오늘은 내가 그런 일을 겪었지만, 내일은 클로에가 겪게 될 수도 있는 거잖아.

 혹시 네게도 도움이 될까 해서 하는 말인데, 이번에는 처음 생리할 때보다 피가 훨씬 많이 나왔어. 그리고 색이 훨씬 더 붉었어. 좀 더 세련되게 말할 수는 없냐고? 피 대신 생리혈, 이렇게? 그렇지만 생리혈도 피야. 그리고 피라고 말하는 게 더 알아듣기 쉽지 않니?

난 이번 변화도 다이어리에 적어 두었어. 혹시 모르잖아, 나중에 쓸모가 있을지도. 난 모든 걸 다 적어 두는 편이야. 목록을 만들고 통계 내고 그러는 데 집착하는 편이지. 나중에 생리를 며칠이나 하는지, 매번 이렇게 아픈지, 아프면 어떻게 아픈지 평균을 내 볼 수도 있을 거야. 그런데 꼭 나처럼 할 필요는 없어. 난 원래 뭐든 그렇게 하거든.

오늘 난 이런 목록을 만들었어.

생리 중에 통증을 느끼면?

1. 아랫배에 뜨거운 물주머니 얹기
2. 과일 먹기
3. 숨을 깊이 들이마시고 내쉬기, 자세 편안하게 하기, 요가하기 등등……

힘든 하루였어. 하지만 나쁘지 않았어. 난 강한 아이니까. 원더 우먼도 슈퍼파워가 없는 우리처럼 생리하는 날에는 쉴지 말지 고민할까 하는 의문은 그대로 남았지만 말이야.

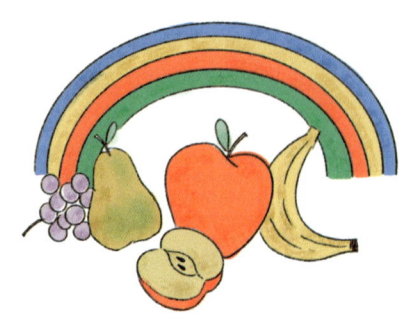

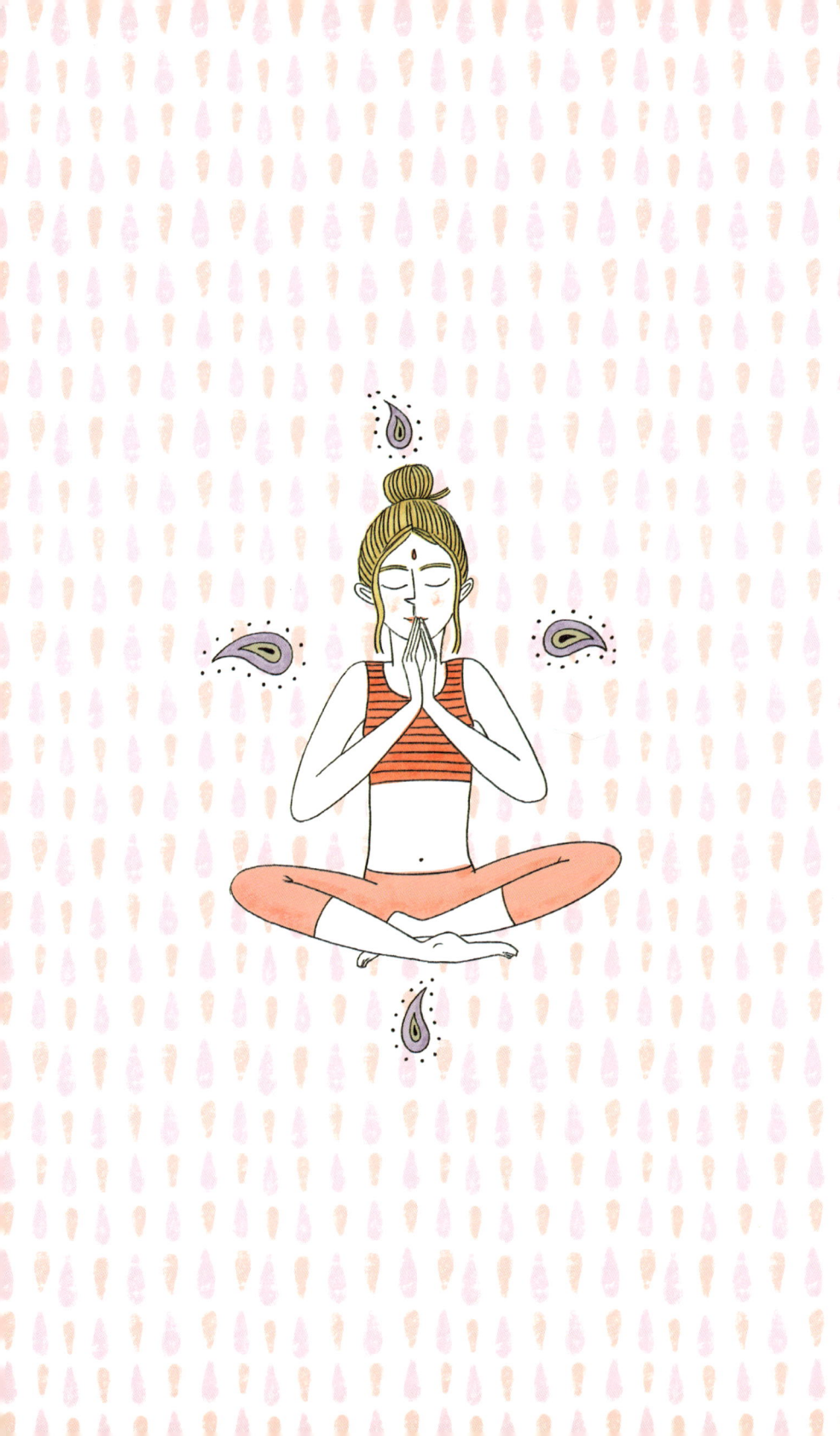

생리통이 찾아왔다고?

> 나는 거의 아프지 않아. 생리 시작 하루 전만 빼고.

생리통을 의학 용어로는 '월경 곤란증(Dysmenorrhea)'이라고 해. 이름이 정말 괴상하지? 자그마치 그리스어에서 나온 말이라는군.

여자들의 30~50%가 생리통을 앓는데, 그중에는 아주 심한 사람도 있고, 생리통을 거의 느끼지 않거나 아주 가볍게 겪고 넘어가는 사람도 있어. 왜 그런지 알려면 먼저 네 몸의 해부학적 특성과 생리 주기 동안 네 몸에 무슨 일이 일어나는지를 알아야 해. '난소'가 뭔지는 알고 있지? 확실히 몰라도 상관없어. 여성 생식기 그림이 있는 20쪽을 펼쳐 보면 돼. 우리는 여기서 기다리고 있을 테니까 천천히 보고 와.

일반적인 생리통 증상
- 피곤해져.
- 예민해져.
- 배를 콕콕 찌르는 것처럼 아파.

이제 돌아왔니? 좋아!

생리 주기는 피가 나온 첫날 시작돼. 이때 난소 안에서 여성 생식 세포인 '난자' 중 하나가 성장해서 성숙해져.

난소는 자궁을 덮고 있는 벽이 발달하도록 돕는 호르몬을 만들어 내는데, 이 벽을 '자궁 내막'이라고 불러. 무슨 사극에 나오는 상궁 이름 같지만, 이 자궁 내막 때문에 생리 동안 통증을 느끼게 되는 거야. '생리통' 또는 '월경통'이라고 하는 이 통증은 자궁에서 자궁 내막을 떼어 내느라고 수축이 일어나면서 생기는 거야.

생리통을 줄이는 방법
- 아랫배에 뜨거운 물주머니를 올려놔.
- 캐모마일차나 계피차를 마셔 봐.

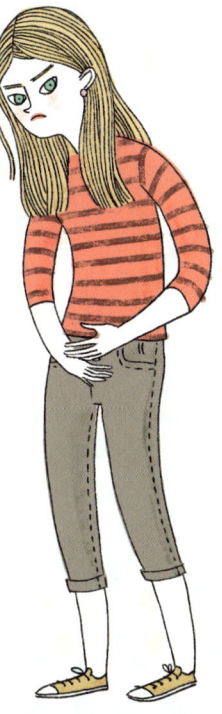

"난 생리통이 심해서 약을 먹어야 해."

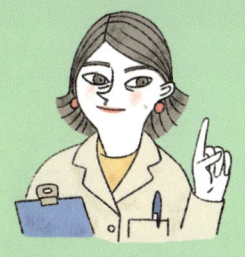

의사 선생님의 한마디!

생리통에 가장 많이 처방되는 약은 소염제 계통입니다. 그중에서 가장 많이 사용되는 제품은 이부프로펜, 디클로페낙, 나프록센, 덱스케토프로펜, 피록시캄, 메페남산입니다.

생리가 시작되면 자궁 내막의 일부가 떨어져 나와 자궁 경부를 통해 자궁 밖으로 나오게 되는데, 이때 출혈이 함께 일어나. 그게 바로 생리지. 생리하는 동안 배가 아프면 몸 안에서 수축이 일어나고 있는 거냐고? 맞아. 자궁 내막을 밀어내려고 자궁이 수축했다가 팽창했다가 하면서 우리를 아프게 만드는 거지.

여자들만 이런 일을 겪다니, 너무 불공평하지 않냐고? 일단 그 문제는 다른 장에서 얘기해 보기로 하고, 지금은 너의 생리 주기가 규칙적이라면 1년에 열두 번 또는 열세 번 찾아오는 통증을 그나마 좀 가라앉히려면 어떻게 해야 하는지 고민해 보자.

다른 여자들은 어떨까?

"나는 소염제가 효과가 있어요"
– 가브리엘라, 14세

"생리 때마다 늘 똑같이 아픈 건 아니에요."
– 이사, 16세

"나는 특히 첫날 아파요."
– 인마, 42세

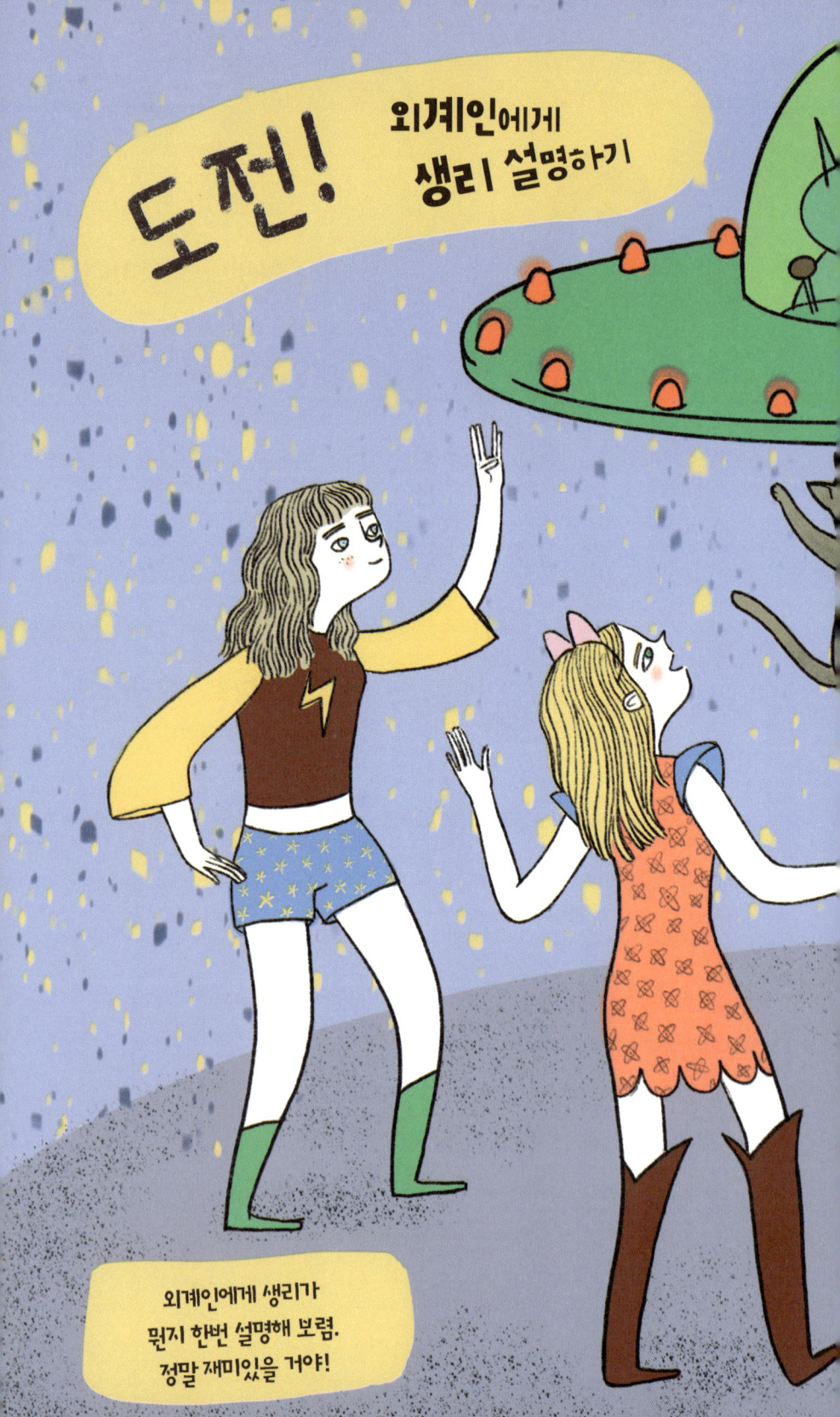

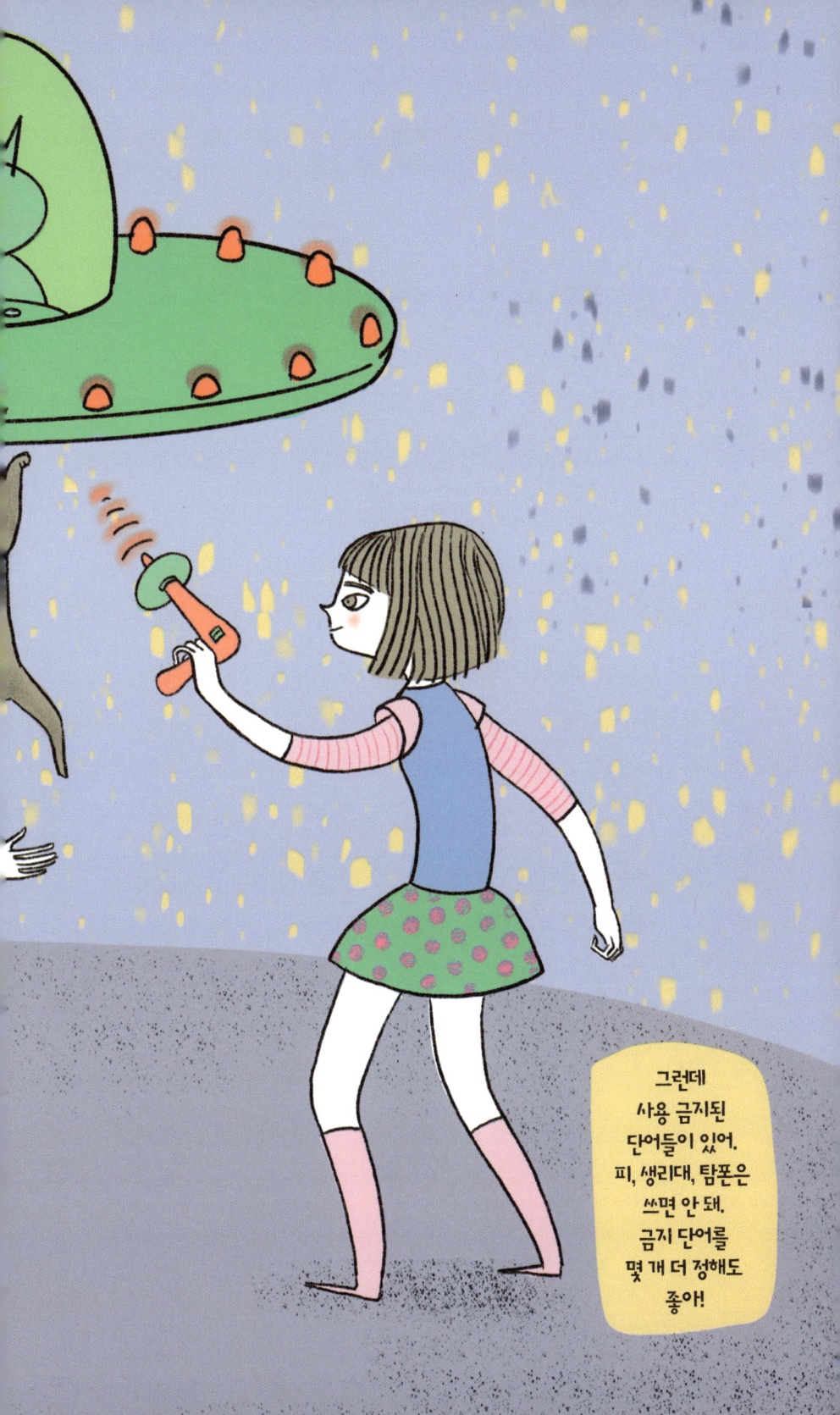

3월
탐폰에 도전하다!

또 한 달이 흘러 괴물이 다시 나를 찾아왔어. 그래, 생리 괴물.

오늘은 클로에랑 일반 생리대를 쓰는 것과 탐폰을 쓰는 것이 어떻게 다른지 이야기했어. 클로에는 아직 생리를 시작하지 않았지만, 언제나 그렇듯 생리에 대해서 자기 의견이 분명했어. 무조건 탐폰이 낫다는 거야. 클로에 말로는 탐폰이 익숙해지면 넣고 빼기도 아주 쉽다는 거 있지?

내가 어이없어하며 말했지.

"네가 탐폰을 넣고 빼는 방법을 어떻게 안다는 거야?"

"엄마가 가르쳐 줬어. 너희 엄마는 안 가르쳐 주셨어?"

그 말을 듣고 보니 엄마가 몇 번이고 탐폰을 써 보라고, 쓰는 방법을 가르쳐 주겠다고 했던 게 생각났어. 그때마다 나는 펄쩍 뛰면서 그만두라고, 관심 없다고 그랬지.

그래도 대강 기억은 하고 있었어. 몸 안으로 집어넣는 거잖아. 질 안으로 말이야. 그런데 그 생각을 하자마자 온몸이 부르르 떨리는 거 있지? 또 궁금한 것도 많아졌어.

"그런데 탐폰을 넣고 나서 못 꺼내면 어떡해?"

내가 클로에에게 물었어.

"그럴 리가! 그럴 일은 없어."

"잘못 집어넣어서 밖에서 보이면?"

"잘못 넣을 수는 있지만, 그게 밖에서 보인다는 건 말도 안 돼. 잘못 넣으면 빼내고 다시 새것을 넣으면 되지, 잘 될 때까지."

이 대화를 나눈 곳은 도서관이었어. 우리는 자주 도서관에서 숙제를 함께 하거든. 처음엔 아주 작은 목소리로 이야기를 나눴지만, 사실 클로에는 아무리 낮은 목소리로 시작해도 그게 오래 가질 않아.

결국은 사서 선생님이 우리를 쏘아보기 시작했어. 얼굴이 처음에는 시뻘게지더니, 붉으락푸르락해졌다가 마침내는 자줏빛이 되어 버렸지. 그렇게 엄청 화가 난 사람이 노려본다고 상상해 봐!

오늘은 별로 공부가 잘될 거 같지 않아서 우리는 짐을 챙겼어. 게다가 얼굴이 자줏빛이 된 사서 선생님이 아주 천천히, 그러면서도 단호하게 자리에서 몸을 일으키는 게 아니겠어? 우리를 쏘아보면서 말이야.

우리는 도서관 밖 계단에 앉아 수다를 이어 갔어. 난 이런 문제는 좀 조용히 이야기하고 싶었어. 하지만 클로에는 손짓, 발짓 섞어 가면서 흥분하더니, 이윽고 목소리를 높이기 시작했어. 이제는 내가 얼굴이 시뻘게졌어. 화가 나서가 아니라 창피해서 말이야.

"생리랑 탐폰 얘기가 왜 창피한 건데? 바보 아냐?"

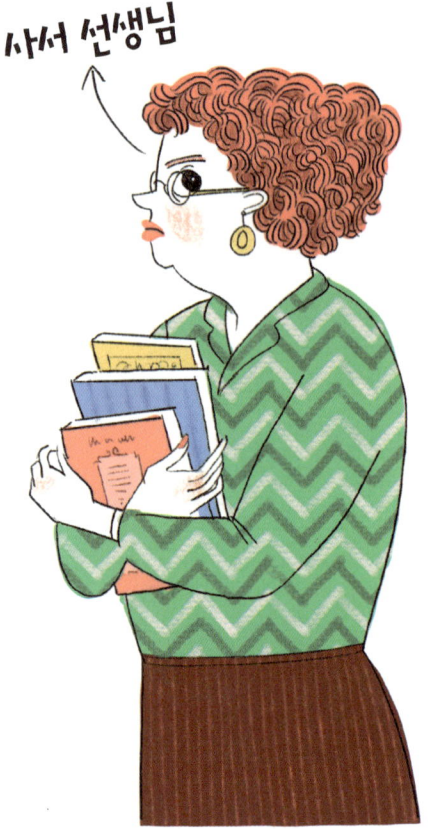

클로에는 벌떡 일어서서 양손을 허리에 얹고 나를 흘겨보면서 당당하게 말했어. 아아, 땅이시여, 날 삼켜 주소서! 클로에가 한번 그러기 시작하면 흥분이 거의 레벨 10으로 올라가서 난 땅속으로 꺼져 버리고 싶어진다니까.

"내가 어떻게 알아! 난 이런 얘기 하는 게 창피하단 말이야. 그리고 창피해하는 나 자신이 더 창피해. 창피해하면 안 된다는 걸 아니까!"

"너무 자연스럽고 정상적인 건데도? 난 얼른 생리를 시작했으면 좋겠어. 그래야 다 써 볼 수 있을 거 아냐. 우리 유튜브 하나 볼래? 우리

또래 유튜버가 생리에 관해 알려 주는 채널이 있어. 걔 엄마가 여성 전문 병원 의사라서 콘텐츠 만드는 걸 도와준대."

우리는 잠깐 생리대와 탐폰 중 무엇을 사용할지에 대해 알려 주는 유튜브 동영상을 보았어. 그것 말고도 사람들이 아주 많이 사용하는 생리컵이라는 게 있다는 것도 알게 되었지. 46쪽에서 그 유튜브 영상 내용에 대해 자세히 알려 줄게.

클로에는 탐폰을 사서 우리 집에서 한번 시험해 보는 게 어떻겠냐고 했어. 좋은 생각 같더라고. 정보를 다 수집했고 탐폰이 좋다고 하는 사람이 그렇게 많다니, 적어도 한번 시도는 해 봐야겠다고 생각했지.

우리는 집 맞은편 슈퍼에 갔어. 그런데 거기서 거의 쇼를 했지 뭐야. 어떤 탐폰을 사야 하는지 도무지 알 수가 없었거든. 클로에도 다 아는 척했지만 나랑 별반 다를 게 없었어. 레귤러? 슈퍼? 슈퍼 플러스? 애플리케이터가 있는 거? 없는 거? 우리는 상자를 하나씩 집어 들고 차근차근 설명을 읽기 시작했어.

양팔 가득 바나나를 안고 있는 원숭이처럼 탐폰 상자를 양팔 가득 안고 있는 여자애 둘이라니! 그러다가 결국 상자 세 개가 미끄러져 떨어지고 말았어. 그것도 하필 어떤 남자애 발 앞에 말이야. 그 남자애는 얼굴이 빨개졌어. 우리 얼굴도 빨개졌지. 모두의 얼굴이 빨개진 그 순간이 영영 끝나지 않을 것처럼 길게만 느껴졌어.

마침내 우리는 동영상에서 추천했던 바로 그 브랜드, 처음 써 보기에 적당하다던 크기의 탐폰을 발견했어.

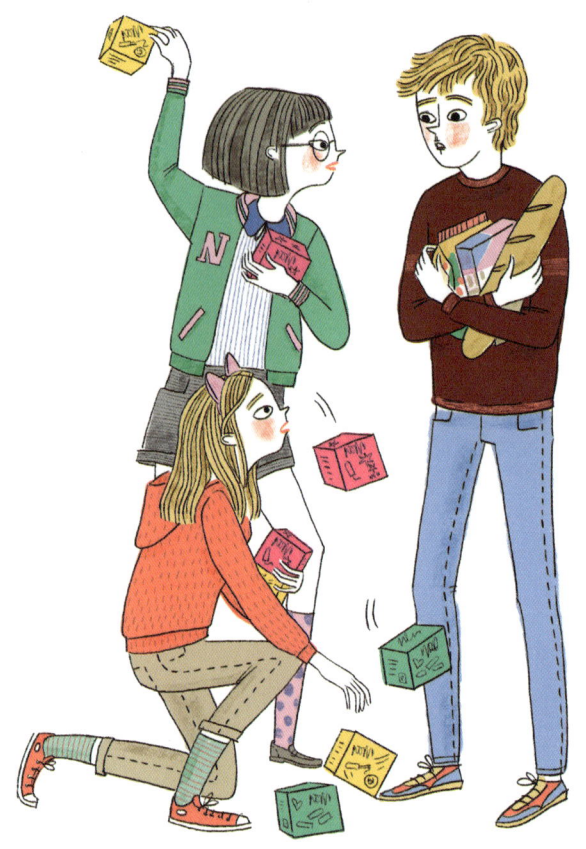

현관에 들어서자마자 우리는 데굴데굴 구르며 웃었어. 배가 아플 정도로 말이야. 그러다가 거의 동시에 집에 돌아온 엄마에게 오늘 있었던 일을 다 얘기해 줬지.

"좋은 생각이네. 그런데 사지 않아도 될 걸 그랬어. 집에 탐폰 있거든. 같은 게 아닐 수도 있지만 별 차이 없어. 그런데 텔마, 넌 앞으로 클로에 말을 더 잘 들어야겠다."

엄마는 야단치는 것처럼 단호하게 말했지만 얼굴은 웃고 있었어.

"그럼 엄마는 없어도 되는 거지? 아니면 내 도움이 필요해?"

나랑 클로에는 서로 얼굴을 쳐다보았어. 말 안 해도 서로의 마음을 아니까 내가 클로에의 대답도 듣지 않고 말했지.

"지금 당장은 아니야. 설명서 읽으면서 해 보다가 엄마 도움이 필요하면 말할게."

나는 클로에 앞에서 한번 시도해 봤어. 하지만 클로에가 너무나 수다를 떨어 대는 통에 탐폰을 제대로 집어넣지 못했어. 세 번째 탐폰마저 실패하고 나서는 클로에를 방에서 내보냈지. 가모라랑 놀라고 하면서 말이야.

하지만 클로에는 문밖에서 계속 물어 댔어.

"지금은 어때? 필요한 거 있어? 이번엔 잘됐어? 쉬니? 들어가도 돼?"

이렇게 안에 있는 거나 밖에 있는 거나 별 차이가 없을 바에야 차라리 클로에더러 방 안으로 들어오라고 하는 게 더 낫지. 그런 생각을 하던 참에 엄마까지 다가와 질문을 퍼붓기 시작했어. 게다가 누군가 문을 두드리기까지 하는 거야.

"도대체 누구야?"

바로 할머니였어. 그래서 내 방 화장실 문 앞은 거의 치과 대기실처럼 되어 버렸어.

난 변기 위에 다리를 쩍 벌리고 앉아서 아무 소리도 내지 못하고 탐폰을 집어넣으려고 애를 썼어. 어떻게 됐는지 알아? 일단은 포기했어.

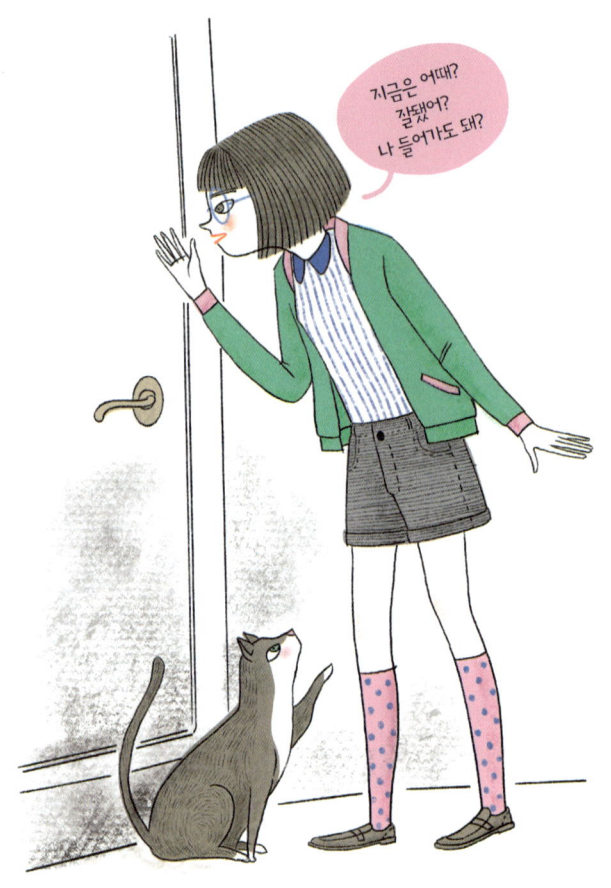

 그런 상황에서는 도저히 아무것도 할 수 없을 것 같았거든. 여기서 탐폰 사용 초보자를 위한 조언 하나! 탐폰을 처음 쓸 때는 조용한 시간을 고를 것. 그리고 충분히 여유를 가질 것.

 그리고 그날 밤, 마침내 해냈지 뭐야! 사실 다음 날 아침까지는 다시 해 볼 생각이 없었어. 그런데 난 좀 승부욕이 센 편이거든. 도저히 잠을 잘 수가 없는 거야. 나는 모두가 잠들어 집 안이 조용해졌을 때 다시 화장실에 갔어. 먼저 깊이 숨을 들이마시면서 마음을 가라앉혔지.

네가 나랑 똑같은 일을 겪게 되면 도움이 될 만한 걸 좀 정리해 봤어. 읽어 볼래?

1. 무엇보다도 위생이 중요! 탐폰을 넣기 전과 넣고 난 후에 손을 깨끗이 닦을 것.

2. 내 몸을 잘 탐색해 볼 것! 어느 구멍으로 넣어야 할지 헷갈릴 수도 있다. 그럴 땐 거울을 보면서 시도해 보자!

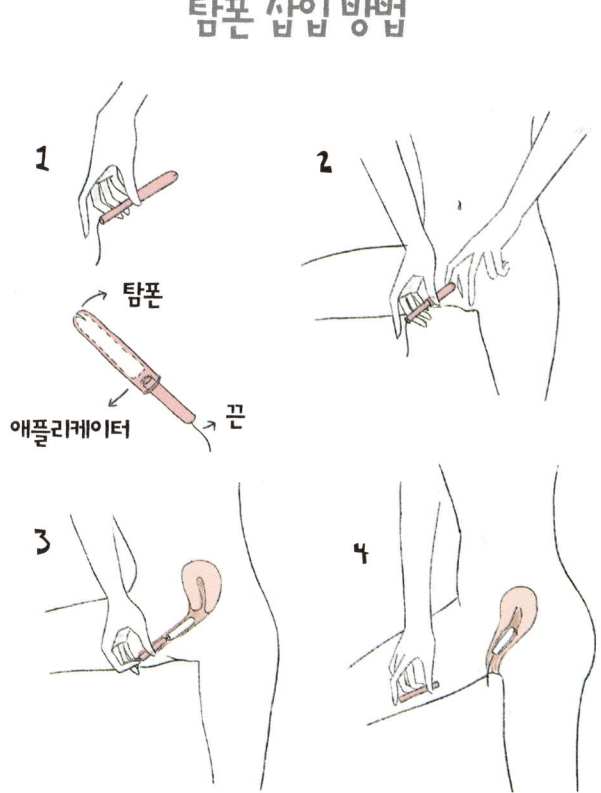

3. 여러 자세로 시도해 볼 것! 서서 해 보거나, 변기 위에 앉아서도 해 보고, 서서 한쪽 다리는 변기 위를 짚고서도 해 본다.

4. 근육을 편하게 이완시켜서 질의 피부 주름이 펴지도록 한다.

5. 가운뎃손가락과 엄지손가락으로 탐폰 끝을 잡고 손가락이 질 입구에 닿을 때까지 탐폰을 질 안으로 밀어 넣는다. 애플리케이터가 있는 탐폰은 넣기 더 쉽다. 부드러운 부분이 빠져나와 질 안으로 삽입되도록 애플리케이터 끝을 밀어서 넣으면 된다.

6. 탐폰을 다 넣고 나서 아프거나 이물감이 느껴지면 안 된다. 약간 거슬린다면 완전히 잘 삽입된 게 아니라는 뜻! 좀 더 안으로 밀어 넣어 봐도 좋고, 아니면 빼내고 새로 넣도록 한다.

첫 번째 시도에서 잘 안 되더라도 너무 걱정하지는 마. 그게 정상이거든. 난 오후부터 밤까지 열 번 이상 해 봤던 거 같아.

나는 성공하고 나서도 한동안 잠들지 못하고 책을 읽었어. 탐폰을 끼운 채 자는 게 처음이라 그런지 왠지 좀 그렇더라고. 그래서 조금 있다가 탐폰을 빼고 다시 생리대를 했어. 탐폰을 빼는 건 아주 쉬웠어.

정말 재미있었던 건 한밤중에 웬 소란인지 모르겠다며 어리둥절하던 가모라의 표정이었어. 가모라, 너는 이런 걱정할 필요가 없으니 얼마나 운 좋은 아이니!

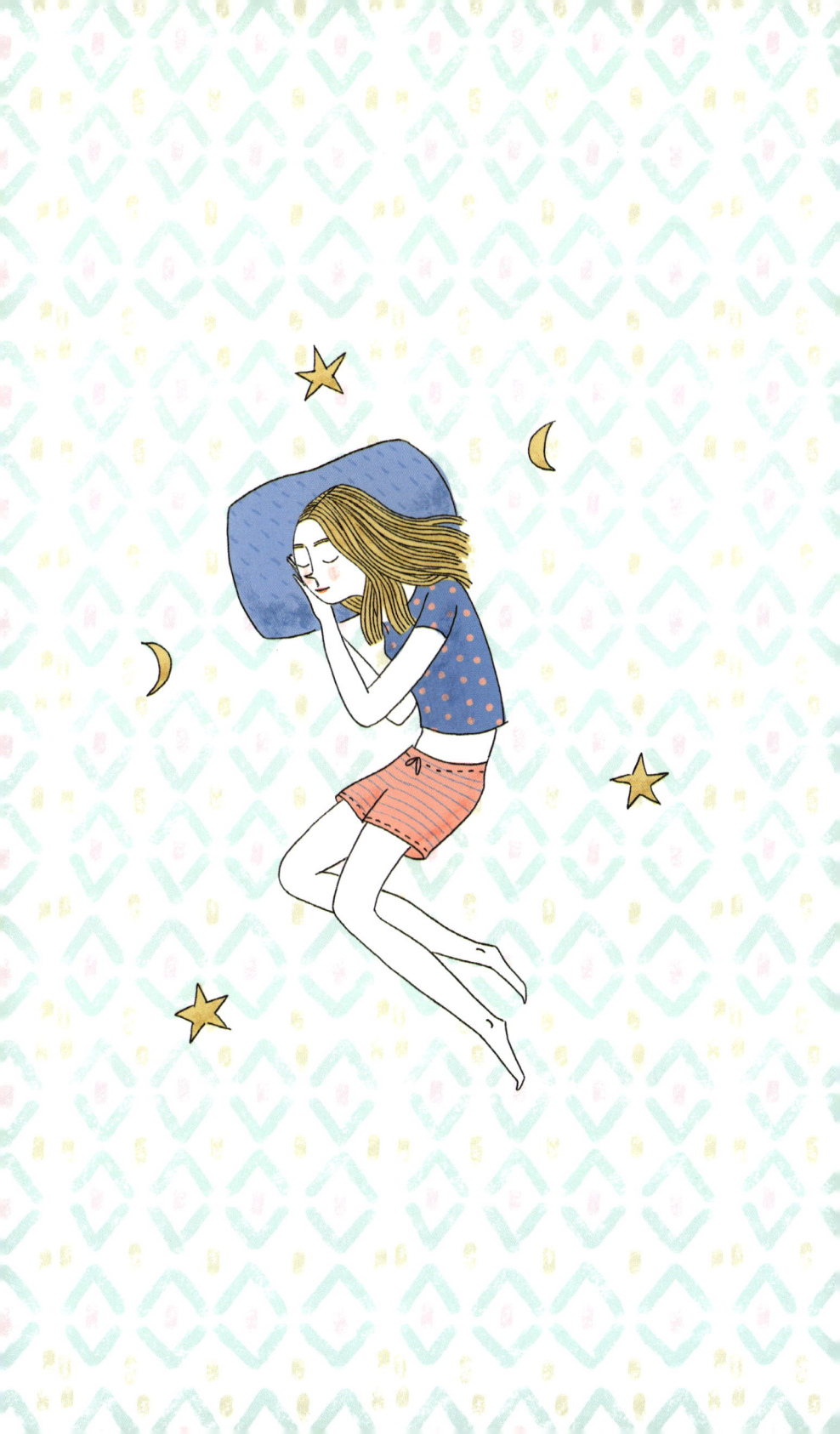

너에게 맞는 생리용품을 찾아봐!

생리용품은 여러 가지가 있어. 대표적으로 생리대, 탐폰, 생리컵이 많이 쓰이는데, 어떤 게 더 낫다고 말하기는 어려워. 각자에게 더 편한 게 있거든.

모든 용품을 두루 사용할 수도 있어. 어떤 때는 생리대보다 탐폰이 더 편리할 때가 있기도 해. 예를 들어 해변에서 휴가를 보낸다거나 자전거를 타거나 소풍을 가거나 할 때는 아무래도 탐폰이 더 편하지. 그렇지만 밤에는 생리대가 더 편할 수도 있어. 생리컵은 다시 사용할 수 있어서 아주 경제적이야.

가장 많이 사용되는 이 세 가지 용품 외에도 여자들이 생리하는 동안 조금이라도 더 편하게 지낼 수 있도록 하는 제품들이 계속 나오고 있어. '생리 팬티'라는 것도 있는데, 아주 얇은, 다시 사용할 수 있는 팬티야. 생리혈뿐만 아니라 질 분비물, 아주 조금씩 새어 나오는 소변 같은 게 흡수되게 만들어졌어. 흡수력과 방수성이 좋고, 항박테리아성에, 통풍도 잘되는 재질로 되어 있어서 냄새도 잘 안 나지.

탐폰 대용품으로는 '생리 스펀지'라는 게 있는데, 얼마나 오래전부터 사용해 왔는지 알게 되면 넌 까무러칠지도 몰라. 거의 수천 년 전에 여자들은 이미 해면동물들에서 이런 물질을 발견했다는군. 생리 스펀지는 재사용할 수 있는 것도 있고 일회용도 있는데, 탄력성이 워낙 좋아서 착용하기가 정말로

놀라운 사실
- 1931년 처음 판매된 최초의 탐폰 이름은 '탐팩스'야.
- 생리대 등을 쓰지 않고 몸이 보내는 신호에 주의를 기울여서 생리 기간을 보내는 '프리 블리딩(Free Bleeding)' 방법도 있어.

알아 두면 좋은 상식
- 알레르기가 있거나 피부가 예민해서 헝겊으로 만든 생리대를 사용하는 사람도 많아.
- 생리컵은 질 속 천연 박테리아에 영향을 주지 않는 '실리콘' 물질로 만들어.

쉽대.
제일 많이 사용되고 있는 생리용품들을 다음 페이지에서 조금 더 자세히 설명해 줄게. 네게 어떤 게 제일 좋을지 알아보자.

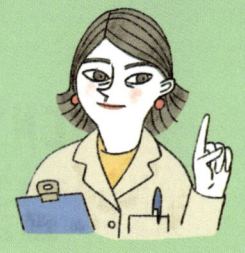

의사 선생님의 한마디!

첫 생리부터 선명한 붉은색 생리혈이 나오는 사람이 있는가 하면, 불그죽죽한 갈색 분비물만 나오는 사람도 있습니다. 둘 다 지극히 정상입니다.

하지만 생리 주기가 안정된 이후 생리혈 색깔이 급격히 변한다면 몸 상태가 불안정하거나, 감염되었거나, 철분이 부족하다는 의미입니다.

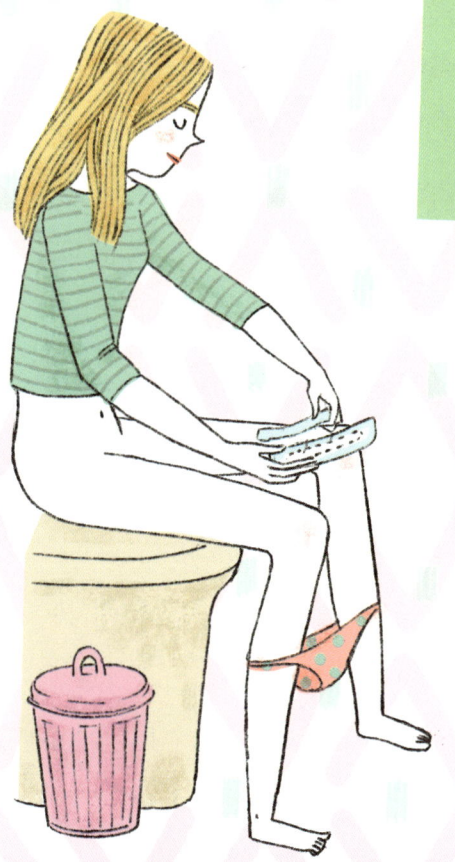

다른 여자들은 어떨까?

> 수영장 갈 때를 빼고는 생리대를 써요.
> – 이도이아, 14세

> 난 항상 탐폰 쓰는 게 더 좋아요.
> – 누리아, 14세

> 잘 때만 생리대를 사용해요.
> – 알리시아, 14세

생리대와 탐폰, 생리컵을 소개합니다

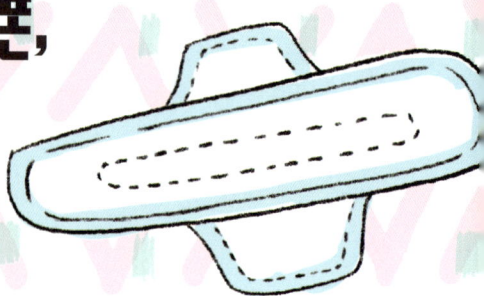

생리대

생리대는 흡수력이 좋은 물질로 만들어졌어. 바깥 부분에 접착 성분이 있어서 속옷에 붙여서 쓰지. 어떤 생리대는 '날개'가 있어서 팬티 가장자리를 다 덮어 주니까 생리혈도 새지 않고, 제자리에 딱 붙어 있어서 염려할 게 없어.

생리량이 아주 많은 아이도 있고, 또 가볍게 지나가는 아이도 있잖아? 그래서 생리대도 소형, 중형, 대형, 오버나이트 등등 여러 종류가 있는 거야.

생리량이 적을 때라도 서너 시간에 한 번씩 생리대를 갈아 주는 게 좋아. 생리량이 많으면 더 자주 갈아야겠지. 정기적으로 갈아 줘야 생리대에 박테리아가 생기는 것도 막고 냄새가 나는 것도 피할 수 있어.

탐폰

탐폰은 질 안에서 생리혈을 흡수하는 제품이야. 흡수력이 좋은 물질이 압축되어 있지. 탐폰도 생리대와 마찬가지로 흡수력별로 종류가 나눠져 있어서, 생리량이 많으냐 적으냐에 따라 골라서 사용하면 돼.

'애플리케이터'가 있는 탐폰이 있는데, 애플리케이터란 플라스틱이나 마분지로 된 튜브야. 탐폰을 질 안으로 쉽게 넣을 수 있게 도와줘. 탐폰이 처음이라면 생리량이 많은 날 써 보는 게 좋아. 그래야 쉽게 몸 안으로 미끄러져 들어가거든.

탐폰 끝부분에는 가느다란 끈이 달려 있는데, 몸에 넣은 탐폰을 꺼낼 때 이 끈을 잡아당기면 돼. 탐폰을 갈

야야 하는데 끈을 찾지 못하더라도 당황하지 말 것! 손가락을 질 안으로 집어넣어서 잘 만져 보면 끈을 찾을 수 있어.

혹시라도 몸속에서 탐폰이 사라져 버릴까 봐 걱정된다고? 걱정하지 마. 그런 일은 일어날 수 없어. 질이 탐폰을 제자리에 꽉 잡아 두는 데다가, 질의 윗부분에 있는 자궁 입구, 그러니까 자궁 경부는 아주 좁아서 탐폰이 통과할 수 없어.

탐폰은 자주 갈아 주는 게 중요해. 생리량이 적다고 해도 온종일, 또는 밤새도록 그대로 두면 안 돼.

생리컵

생리컵은 탐폰과 마찬가지로 질 안에 삽입해서 쓰는 거야. 생리혈을 흡수하는 대신 컵 안에 모아 둬서, 몸 밖으로 피가 나오지 않게 해 주지. 보통은 실리콘처럼 탄력성이 있는 재질로 만들어.

사용 방법이 궁금하다고? 먼저 손을 잘 닦은 다음, 깨끗한 생리컵의 컵 부분을 잘 접어서 질 속으로 넣어. 일단 자리를 잡으면 질 근육이 생리컵을 꽉 잡아 주고, 컵은 곧 원래 모양대로 펴져. 그러면서 빈틈을 막아 피를 받아 내는 거지.

생리컵을 빼낼 때는 손을 잘 씻은 다음, 꼭지 부분을 잡아당겨. 손가락으로 컵의 밑부분을 눌러서 질 안에 공기가 통하게 한 다음 꺼내면 돼.

생리컵은 생리혈을 30밀리미터 정도 받아 둘 수 있어서, 비우지 않고 열두 시간 연속으로 사용할 수 있어. 그러니 밤새도록 사용해도 괜찮아.

생리가 끝나면 생리컵은 물과 비누로 닦고, 3~5분 끓는 물에 소독한 후 보관해야 해. 다시 사용할 수 있어서 경제적이고, 균이 생기지 않는 재질이라서 감염도 막아 주지. 생리컵을 쓰면 생리량이 많을 때도 문제없고, 수영이나 승마, 달리기, 댄스 등 어떤 활동이라도 할 수 있어.

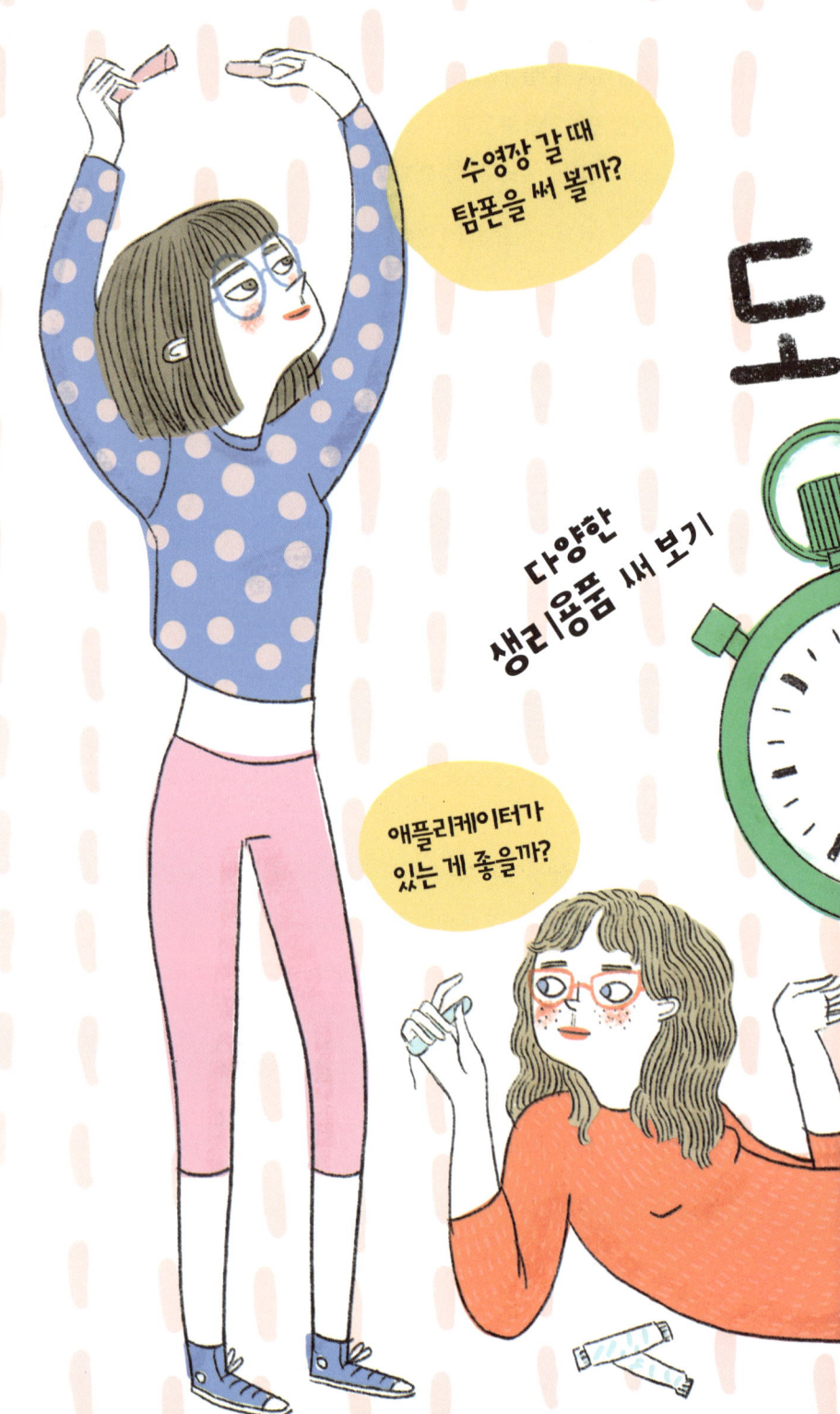

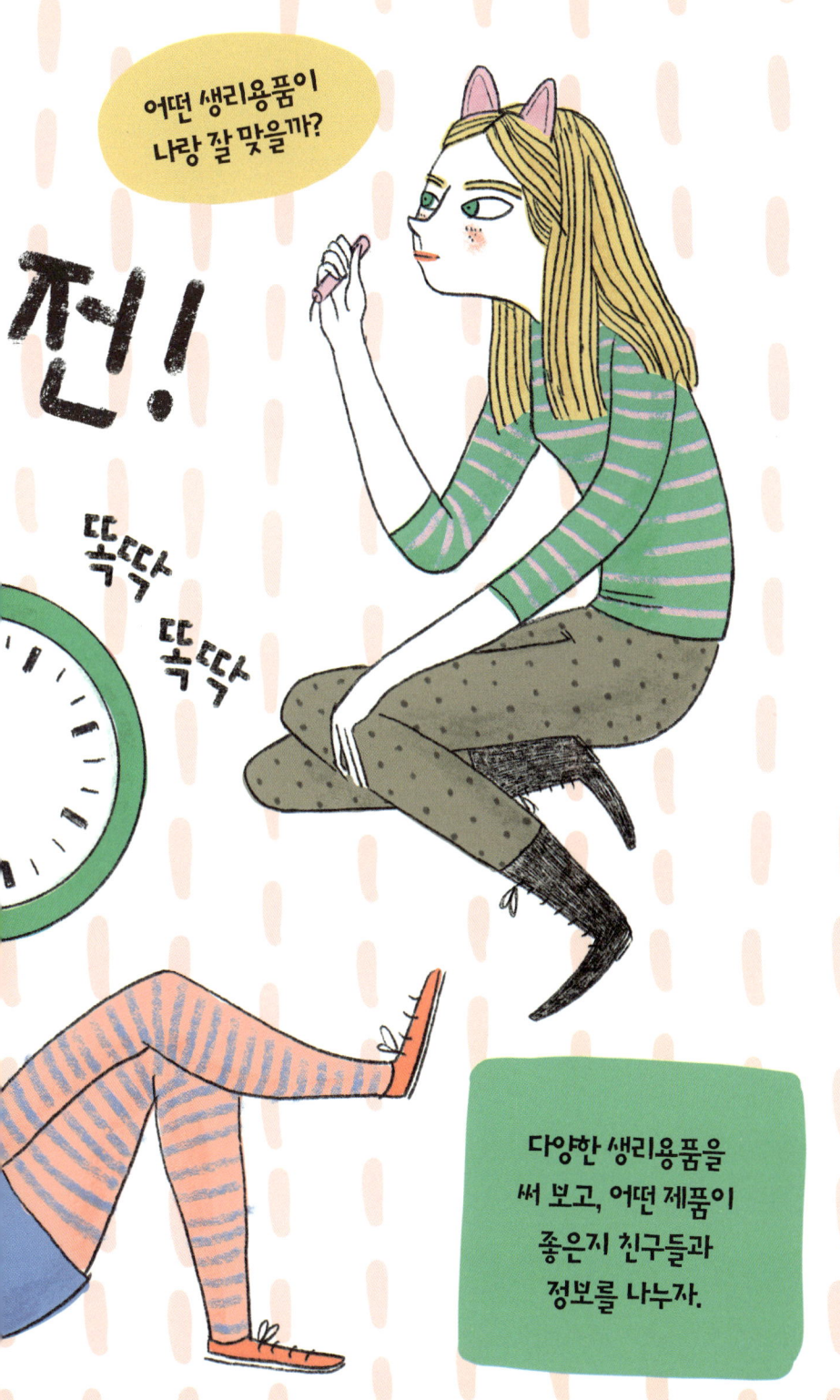

4월
생리에 얽힌 미신

 어젠 시작은 그저 그랬는데 끝은 아주 환상적인 날이었어. 너도 그런 날이 있니? 나는 요즘 들어 그런 일이 많아. 하루 24시간 동안 기분이 오르락내리락 수시로 변하는 거 말이야.

 어제 이야기부터 해 볼게. 어제는 생리로 하루를 시작했어. 어젯밤을 위해 근사한 계획을 세워 뒀는데 아침에 피가 나온 걸 보고 좀 짜증이 났어.

 '모처럼 파자마 파티를 준비했는데 생리가 시작되다니!'

 그렇지만 곧 뭐 별거 아니라고 속으로 다짐했어. 사실 난 앞으로 죽 이렇게 살아야 한다는 사실에 어느 정도 익숙해진 상태거든. 어쨌든 인생은 계속되어야 하니까.

 그런데 금세 다시 짜증이 나는 거야.

 '이럴 수가! 클로에가 너무 부럽다. 클로에는 나처럼 매달 이런 우주의 복수를 기다리지 않아도 되잖아!'

 온종일 이런 식으로 생각이 이리저리 갈피를 못 잡다가 결국은 원점으로 되돌아오기를 몇 번이나 반복했어.

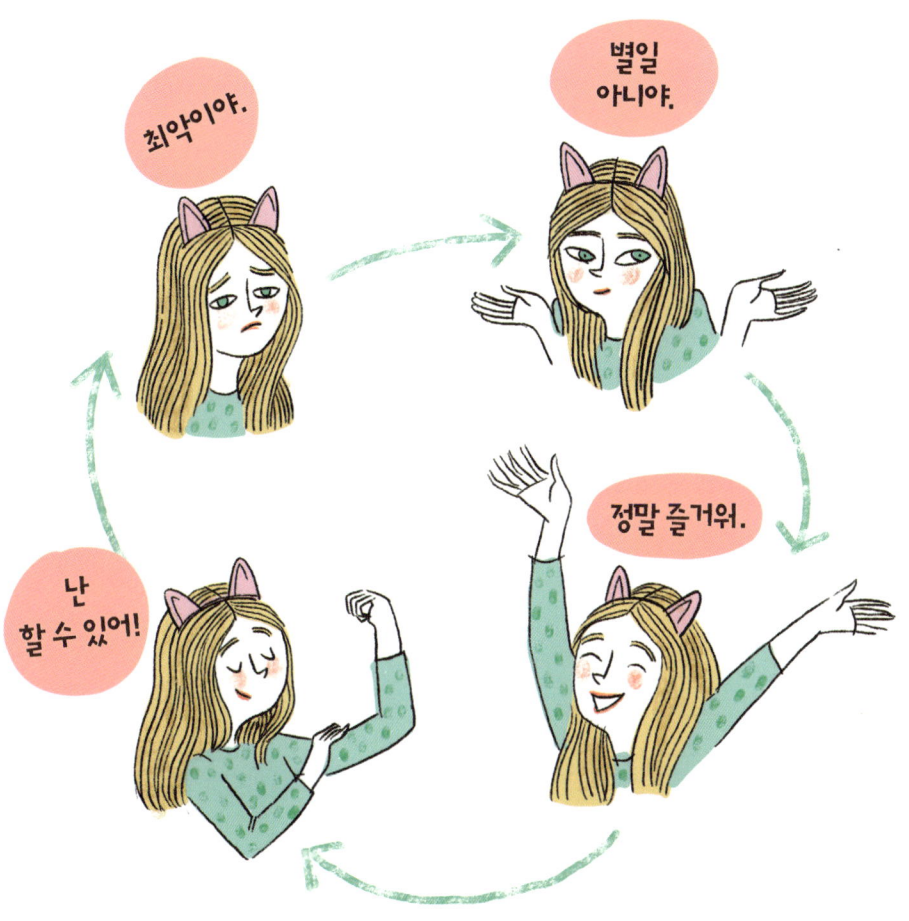

 그런데 이 모든 게 저녁에 확 바뀌어 버렸지. 저녁 일곱 시. 친구들이 모두 우리 집에 모였어. 모두라고 해 봤자 나까지 포함해서 네 명이었어. 나랑 클로에, 그리고 같은 반인 엘사와 리디아.
 우리는 영화를 하나 보고 피자와 팝콘을 먹을 계획이었어. 그러고 나서 내 방에 매트리스를 두 개 깔고 늦게까지 같이 놀기로 했어. 그런데 말이지, 영화가 막 끝났을 때 할머니가 나타나신 거야.

우리 할머니는 진짜 진짜 재미있는 분이야. 이야기를 정말 재밌게 하시거든. 그런데 정작 할머니는 본인이 얼마나 재미있는지 잘 모르는 거 같아. 그래서 더 재미있는 거, 알지? 우리 할머니는 절대 우리가 알고 있는 평범한 할머니가 아니야. 할머니는 매 순간을 마치 마지막인 것처럼 사셔. 뜨개질도 하고 탭댄스도 추시지. 또 인류학 공부도 하셔. 어떨 땐 위스키를 마시고 목청껏 노래를 부르시기도 해. 게다가 할머니의 웃음은 전염성이 아주 강해.

할머니는 언제나 그렇듯 현관에서부터 큰 목소리로 이야기를 하며 집에 들어오셨어. 손톱도 칠하고, 마스크 팩도 하고, 목록도 만들려던 우리의 계획은 흔적도 없이 사라져 버렸어. 할머니가 방에 들어와서 자리를 잡고 앉아, 우리가 생리 문제를 어떻게 받아들이고 있는지 묻기 시작하셨거든. 그런데 할머니 이야기가 정말로 흥미로웠어.

일흔셋인 할머니는 젊었을 때 공부를 할 수 없는 형편이셨대. 그래서 지금 온갖 것을 배우고 계셔. 몇 달 전에는 대학교 인류학과에 등록하셨어. '인류학'을 인터넷에서 찾아보면 이런 설명이 나와.

'인류학은 인간과 인간 문화에 대한 학문으로, 인간을 문화적 측면과 생물학적 측면에서 종합적으로 연구한다. 인류학자는 현대와 과거 인류 사회의 기능을 이해하기 위해 인류의 문제를 분석하기도 한다.'

그러니까 우리 할머니는 지금 종족으로서 인간은 어떤 존재인가, 우리는 어떻게 관계를 맺는가를 연구하고 계신 거야. 또 사회적, 정치적, 과학적, 모든 종류의 변화가 어떻게 모든 계층의 사람들에게 영향을 미쳤는지 분석하는 방법을 공부하시는 거지. 휴, 어렵다.

그런데 할머니는 이런 문제가 무척 재미있대. 어제는 우리에게 인류가 역사적으로 생리 문제를 어떻게 다뤄 왔는지에 대해 이야기를 해 주셨어. 처음에는 좀 복잡하게 들렸지만, 결과적으로는 유튜버들이 주저리주저리 떠드는 동영상보다 훨씬 좋았어.

"아가들아, 난 너희가 정말 부럽구나. 내가 처음 생리를 했을 때는 정말이지 정보라는 게 하나도 없었어, 하나도! 아무것도 몰랐고 집에서도, 학교에서도 아무 설명도 해 주지 않았어. 이런저런 얘기를 주워 듣기는 했지만, 도저히 이해할 수 없었지. 그랬는데 어느 날 피를 흘린다고 상상해 봐. 내가 곧 죽나 보다, 이렇게 생각할 거 아니겠니? 난 한바탕 소란을 피우면서 정말 죽을 것처럼 소리를 질러 댔어. 그랬더

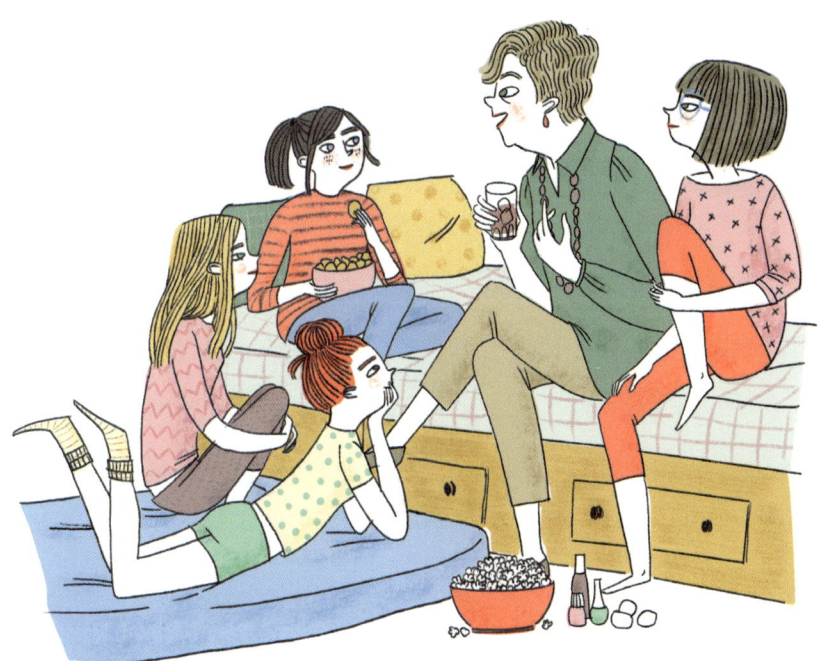

니 그제야 사람들이 내게 와서 설명을 해 주는 거야. 앞으로 몇 년이고 달이면 달마다 이럴 거라고 말이야."

할머니는 아주 잠시 숨을 돌린 다음 이야기를 계속하셨어.

"생리대? 도대체 그 망할 놈의 발명품은 어찌 그리 늦게서야 우리나라에 들어왔는지. 우린 재래식 생리대, 그러니까 헝겊으로 만든 생리대를 빨아 썼단다. 정말로 불편하기 짝이 없는 물건이었지. 조금만 시간이 지나도 생리혈을 감당하지 못해서……. 무슨 일이 벌어질지 상상해 보렴! 끔찍해, 정말 끔찍했어."

우리는 할머니에게 눈을 떼지 못하고 이야기에 귀를 기울였어. 할머니는 연극배우라도 된 것처럼 손짓, 발짓을 섞어 가면서 이야기를 들려주셨지.

"아아, 위스키를 조금 마셔야겠어. 왜인지 아니? 그렇게 끔찍했는데도 가끔은 그 시절이 그립기까지 하단다. 너희랑 그때 얘기를 하니까 너무 신나는구나."

할머니는 내 방에서 주방으로 갔다가 다시 내 방으로 돌아오는 동안에도 쉬지 않고 말씀을 하셨지. 나는 갑자기 웃음이 나왔어. 클로에가 나이를 먹으면 분명 우리 할머니처럼 될 거 같아서 말이야.

할머니는 복도를 지나며 큰 소리로 말씀하셨어.

"너희들 이전 시대 여자들은 그야말로 비참한 시절을 살았어. 고대 이집트에서는 여자들이……. 잠깐, 근데 위스키가 어디 있지? 딸내미가 또 숨겼구나. 아, 여기 있다! 그런데 얼음은? 뭐 할 수 없지. 전에는 여자들이 생리를 하면 멀리 떨어뜨려 놓았던 거 알고 있니? 더럽다고 생각해서 말이야. 그런 관습은 아직도 여러 문화에서 이어지고 있어. 생리하는 여자는 다른 사람을 오염시킬 수 있다고 생각해서 멀리 떨어져 있게 한 거지. 한 달에 한 번씩 닷새나 엿새 동안 아무것도 하지 못하고 갇혀 있다고 상상해 봐. 정말 미친 짓 아니니?"

할머니는 위스키를 잔에 따라 가져와서는 힘껏 흔드셨어.

"얘들아, 지금 난 전 세계 공동체들에 관해 연구하고 있단다. 공동체들이 여자의 생리 문제에 어떻게 반응했는지를 말이지. 아프리카 가나의 한 부족은 여자아이가 첫 생리를 하면 큰 파라솔 아래 앉혀 놓고 의식을 거행해. 노래를 부르고 춤을 추지. 생리가 여자를 약하게 만드는 게 아니라 힘이 생기게 하는 현상이라고 생각해서 자연스럽게 받아들이고 축하하는 거야. 그래도 이건 좀 긍정적이지 않니?"

리디아와 엘사는 벌어진 입을 다물지 못했어. 나랑 클로에는 뭐 그다지 놀라지는 않았어. 할머니가 얼마나 이야기를 재미나게 하시는지 이미 잘 알고 있었으니까. 특히 위스키를 한 잔 손에 들고 계실 때는 더더욱 말이야.

"하지만 생리를 아주 위험한 것으로 생각하는 곳도 있었어. 힌두교권 여인들은 생리 중에는 기도도 할 수 없고 요리도 금지되었단다."

그리고 위스키 한 모금. 할머니는 0.00000001초 정도 말을 멈췄다가 다시 시작하셨어.

"그런데 그건 지금 생각해 보면 정말 천재적인 일이었어, 하하하!"

지난해 일본 여행을 다녀온 리디아가 말했어.

"일본에서는 지금도 생리하는 여자는 초밥을 만들지 못하게 한대요. 맛의 균형을 깨트릴까 봐요."

클로에가 안경 속에서 눈을 동그랗게 뜨며 말했어.

"말도 안 돼. 내가 초밥 만들어 먹는 걸 얼마나 좋아하는데! 일본에서는 못 살겠네."

할머니는 얼음이 덜그럭거리도록 잔을 흔들며 미소를 지으셨어. 쉬지 않고 말해야 하는데 웃고만 계신다는 게 정말로 아주 진짜 이상한 일이었지. 그러더니 갑자기 자리에서 일어나셨어. 난 속으로 말했지.

'맙소사, 가시는 거야?'

"그대는 이제 내 곁에 없어, 내 사라아아아아아앙, 내 영혼은 외로움에에에에에에……"

그러고는 잠시 멈췄다가…….

"너희, 이 노래 아니? 아니, 분명 모를 테지. 당신의 키스에서 나는 찾았다오오오오!"

"조심해요, 할머니! 조심……."

하지만 이미 늦었어. 할머니 틀니가 위스키가 든 잔으로 빠져 버렸고, 깜짝 놀란 할머니가 잔을 놓치셨어. 그러자 파파팍! 틀니랑 얼음이랑 위스키 방울이 내 매트리스 위로 쏟아져 내렸어.

침묵. 모두 일시 정지.

그 순간 엄마가 달려왔고, 그제야 모두가 미친 듯이 웃어 댔지. 생리

파아아아아아악!

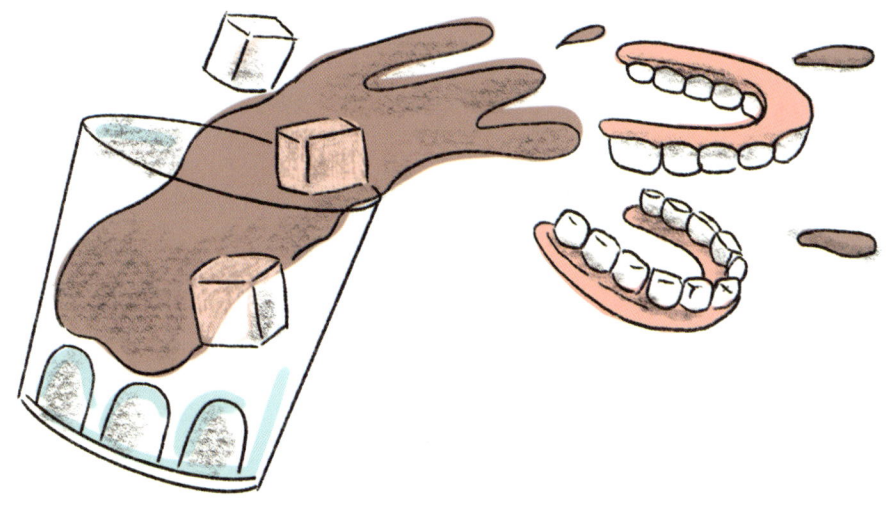

랑 전설 같은 이야기들은 온데간데없이 즐거운 노랫소리와 자지러지는 웃음소리만 끝없이 이어졌어.

  어제 일은 정말 굉장했어. 우리가 모두 같은 일을 겪고 똑같은 기분을 느낀다는 게, 내가 혼자가 아니라는 사실이 정말로 큰 위로가 되었어. 그리고 무엇보다도 나는 할머니나 엄마가 생리라는 위대한 모험을 시작하던 그때보다는 훨씬 더 운이 좋다는 거, 그건 인정할 수밖에 없었어.

  생리에 관한 미신, 말도 안 되는 거짓말이 얼마나 많은지 이제 알겠지? 또 얼마나 많은 말도 안 되는 이야기들이 있는지 다음 페이지에서 한번 읽어 보렴.

생리를 금기시하는 문화

전 세계 인구의 절반에 해당하는 사람에게 생리는 마치 숨을 쉬는 것처럼 아주 자연스러운 현상이야. 그런데 말이야, 못 믿겠지만 생리는 여전히 세계 많은 지역에서 금기시되는 주제, 쉬쉬하는 이야기란다.

최근 연구 결과에서 아주 놀라운 수치가 발표되었어. 남아시아 국가들에서는 여자아이들 세 명 중 한 명이 처음 생리를 할 때까지 생리가 뭔지 전혀 몰라. 또 인도와 이란에서는 많은 여자아이가 생리를 질병이라고 생각해.

이런 상황이 어떤 결과를 가져오는지 알아? 수백만의 여자들이 생리한다는 사실 자체를 부끄러워하고, 스스로를 고립시키게 돼. 그래서 5월 28일을 '세계 월경의 날'로 정하고 생리에 대해, 교육이 부족해서 생기는 문제에 대해 더 많은 이야기를 나누려고 한 거지.

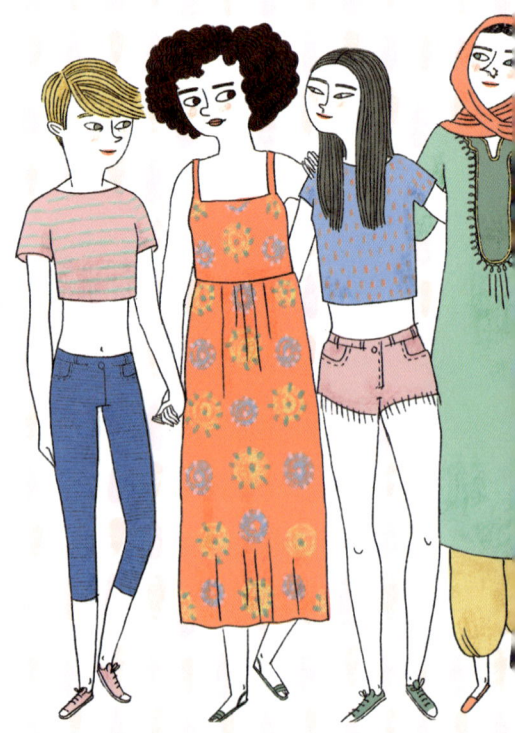

이상한 미신들
- 생리하는 여자 뒤에 걸어가면 이가 빠진다.
- 생리 때 목욕을 하면 불임이 된다.
- 생리 중에 수영을 하면 상어가 따라온다.

재미있는 역사
- 이집트의 상류층 여자들은 보드랍게 만든 파피루스와 풀잎으로 탐폰을 만들었어.
- 고대 그리스에서는 생리가 불규칙하거나 생리량이 풍부하지 않으면 건강에 문제가 있다고 생각하고 피가 몸에 고여 있지 않게 치료를 받았어.

생리에 관해 잘못 알려진 사실들을 알려 줄게.

- 생리 중에는 임신할 수 없다? 거짓. 자주 있는 일은 아니지만 임신이 될 수도 있어. 대부분 정자는 48~72시간 이내에 죽지만, 간혹 질 안에서 닷새까지 살아남는 정자도 있거든.

- 생리 중에 운동하는 것은 좋지 않다? 거짓. 오히려 천연 진통제 역할을 하는 엔도르핀이 분비되어 통증이 줄어들어.

- 목욕하면 생리 기간이 짧아진다? 거짓. 잠시 피가 나오지 않을 수는 있지만 온도 변화 때문에 혈관이 수축해서 그런 거야. 또 물속에서는 중력이 그다지 강하게 작용하지 않거든.

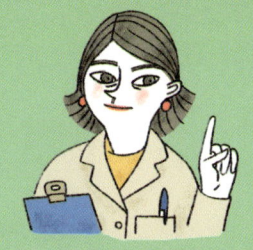

의사 선생님의 한마디!

역사적으로 생리의 기원을 파악하는 데는 철학과 신화 그리고 점성학이 사용되었습니다. 과학적 사고와 방법을 통해 생리에 접근하게 된 것은 20세기 들어서부터죠. 마침내 생리에 관한 많은 미신과 금기가 사라지면서 의학적 연구가 시작되었고, 생리를 자연스러운 현상으로 받아들이기에 이른 것입니다.

다른 여자들은 어떨까?

나는 친구들이랑 전혀 문제없이 생리 이야기를 나눠요.
— 마리아, 15세

난 사촌 언니에게서 모든 이야기를 들었어요.
— 엘레나, 48세

나는 부모님과 생리에 대해 편안하게 이야기를 나눴어요.
— 아나 이사벨, 47세

5월
남자아이들에게 생기는 변화

탐폰 삽입하는 법을 배우고부터는 생리 중에 체육 시간을 견디기가 훨씬 쉬워졌어. 더군다나 이번 달부터 더위가 시작됐고 조금 있으면 수영장도 개장할 거야. 아무 문제없이 수영도 할 수 있다고 생각하니 신나지 뭐야.

오늘 체육 시간엔 별일 없었어. 아니, 한 가지 있었다! 농구를 하는데 비센테가 내 위로 넘어진 거야. 넘어지면서 한쪽 손으로 바닥을 짚지 않았겠어? 그 바닥에 뭐가 있었는지 알아? 바로 내 오른쪽 가슴이었어. 어색해하며 얼굴이 빨개졌어.

평소엔 잘난 척하며 실실거리던 비센테가 중얼거렸지.

"이런, 미안!"

그러고는 얼른 가 버리더라고. 나도 아무 일 없는 척 얼른 일어났지.

그다음 시간에는 조 발표가 있었어. 점수가 걸린 발표라서 모두 잔뜩 긴장하고 있었지. 나는 많은 사람 앞에서 말하는 걸 정말 정말 싫어해. 부끄러움을 많이 타거든. 그런 줄 몰랐다고? 그럴 리가! 손에 진땀이 나고 얼굴이 빨개지고 무릎도 덜덜 떨린단 말이야. 할머니는 그럴 땐 앞에서 나를 쳐다보고 있는 사람들이 홀딱 벗고 있다고 상상해 보라고 하셨어. 겁먹을 거 없다고, 다 같은 사람이라고 말이야. 그래서 오늘 그걸 시험해 봤지.

그런데 결과는 더 나빴어. 내게 남자애들 몸은 그야말로 미스터리거든. 물론 걔들 몸에 뭐가 달려 있는지는 알고 있어. 하지만 난 남자 형제도 없고, 남자 사촌도 없어. 그러니 남자애들이 홀딱 벗고 있는 모습을 생각하는 게 불편하기만 했어. 그것도 아주 많이. 그래서 다시 생각을 다른 데로 돌리려고 해 보았지.

여자애들을 쳐다봐. 저기 카를라가 있어.
옷을 입고 있지. 홀딱 벗으면 어떨까?
그 옆에는 엔리케가 있어. 안 돼, 생각하지 마!
안 돼ㅐㅐㅐㅐㅐ!

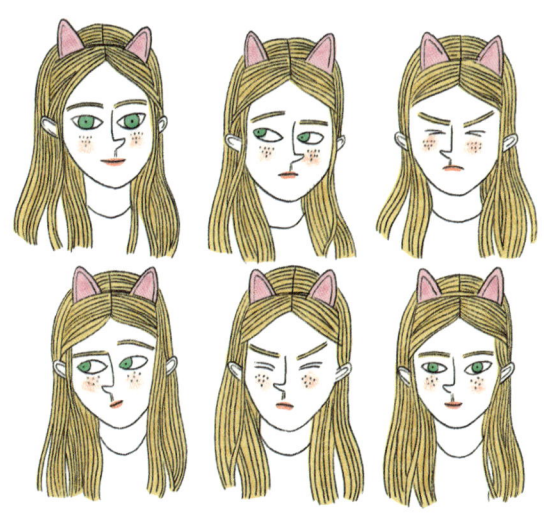

이미 부들부들 떨고 있는데, 이런 생각을 하니 온몸에 경련이 일어났어. 아니, 그러니까 경련이 일어날 뻔했다는 거야. 나중에 클로에 말로는 내가 아주 평온해 보였다고 해. 하지만 그건 날 위로하려고 한 말이 틀림없어.

난 사람들을 쳐다보지 않으려고 애썼어. 우리 조의 에르네스토가 발표를 하는 동안 내 손만 내려다보았지. 그러다가 나도 모르게 에르네스토를 보게 되었어. 안 돼애애애애애! 벌거벗은 에르네스토라니, 안 돼애애애애!

그런데 에르네스토 목소리가 갑자기 아저씨처럼 굵어지다가 다시 원래 목소리로 돌아왔어. 난 사방을 둘러보며 생각했지.

'우리 전부 다 이 소리 들은 거 맞아?'

그런데 아무도 반응이 없었어. 나를 곁눈질하는 클로에만 빼고 말이야. 클로에를 보니 웃음이 터지려고 하는 거야. 절대 웃으면 안 되는데, 도저히 웃음을 멈출 수 없는 그런 상황 알아? 정말 끔찍하잖아! 우리가 바로 그랬어. 클로에를 보면 더 웃음이 나올까 봐 나는 차라리 바닥을 내려다봤어. 그런데도 어깨가 들썩거렸어. 애들이 다 눈치챘을 거야. 내 차례가 어떻게 지나갔는지는 기억도 나질 않아.

점심시간에 나는 클로에랑 이 이야기를 나누었어.

"에르네스토 목소리가 어떻게 된 거지?"

내가 먼저 물었어.

"에르네스토, 카를로스, 곤살로, 다 똑같아."

"걔들 변성기구나."

"그러게, 가엾다."

"가엾다고? 우리처럼 매달 생리를 하는 것도 아닌데? 목소리가 완전히 바뀌고 나면 그야말로 남자가 되고, 그걸로 끝이잖아."

"그리고 털이, 그러니까 음음! 바로 거기…… 고환에 털이 나겠지."

"그렇지. 근데 넌 사타구니에 털 나지 않았니?"

"풉! 1년 전부터 나기 시작했어. 처음 봤을 때는 진짜 구역질 나더라. 겨드랑이털은 말도 마."

"보통은 생리 시작하기 1년 전쯤에 털이 난다고 하던데."

"가슴도 나오고."

"난 별로 안 나왔어."

"그래. 그래서 비센테가 건드리니까 말문이 딱 막혔지, 하하하하하!"

"아니, 그런데 남자애들은 그게 다야? 성가시거나, 부끄러워서 숨고 싶어지거나 그런 일이 하나도 없단 말이야?"

난 약간 화가 나서 말했어.

"걔들도 당연히 있지. 흥분하면 '거기'가 단단해지는 거. 그런데 아무 일에나 다 흥분하게 된다고 하더라고."

"하하하하하, 그게 무슨 소리야? 그럼 그럴 땐 어떻게 한대?"

"참겠지, 뭐. 그렇지 않을까? 그리고 조절하는 법을 배우고."

"그렇다면 내가 쓰는 방법을 쓰면 안 되겠구나. 반 아이들이 전부 벌거벗었다고 상상하는 거. 그럼 문제가 더 커질 거 아니야."

"엄청나겠지, 하하하하하! 문제는 단단해지는 게 티가 난다는 거야. 바지에 생리혈 자국 묻은 것보다 훨씬 더 잘 보인다는 거지."

"풉, 그렇겠지! 방망이가 들어 있는 거나 마찬가지잖아."

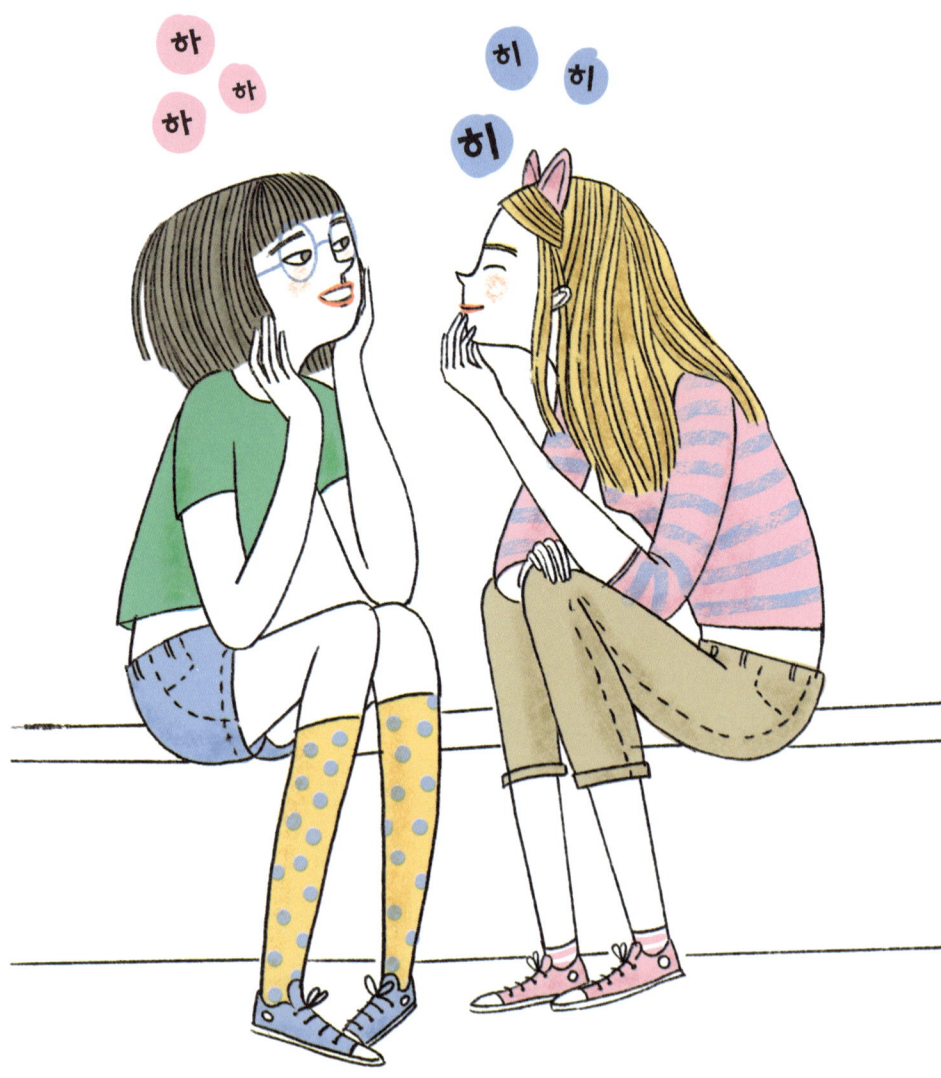

"무슨 이야기를 그렇게 재미있게 하고 있니?"

그때 앙헬 선생님이 우리에게 다가왔어. 우리가 선생님께 사실대로 말했을 것 같니? 절대 그럴 리 없지. 우리가 그렇게 생각 없진 않거든.

밤에 부모님이랑 텔레비전 드라마를 보는데 '발기 부전'이라는 말이 나왔어.

"저게 무슨 뜻이야?"

아무 생각 없이 명랑하게 내가 물었어. 엄마 아빠는 서로 눈을 마주치더니 다시 나를 보았어. 그러고는 텔레비전을 끄는 거야.

아빠는 남자 중에는 계속 또는 일시적으로 '발기 부전'이라는 병을 앓는 사람이 있다고 했어. 그건 성관계 중에 남자의 성기가 발기한 상태로 꼿꼿하게 서 있을 수 없는 상태를 말하는 거래. 그러니까 클로에랑 나랑 학교 뒷마당에서 했던 이야기와 정반대 상황이라는 거지.

남자와 여자가 사랑을 나누려면 남자는 '발기'가 되어야 한대. 발기는 음경이 꼿꼿하게 일어서는 걸 말하는 거야. 음경 내부에 있는 꼭 스펀지처럼 생긴 조직에 피가 몰리면 발기가 되는데, 일반적으로 발기가 되면 음경이 커지면서 꼿꼿하게 일어선다고 해.

건강하고 젊은 남자라면 발기 상태를 유지하는 데 아무런 문제가 없지만, 나이가 많은 남자들 사이에서는 발기 부전 증상이 나타나는 게 일반적이래. 그래서 걱정도 많이 하고. 요즘엔 발기 상태를 유지하게 해 주는 약도 많이 있다고 해.

사실 난 이런 일이 생길 수 있다는 걸 생각해 본 적 없었어. 엄마 아빠가 자연스럽게, 유머를 섞어 가면서 설명해 줘서 참 좋았어. 처음에는 그런 이야기를 듣는 게 좀 부끄러웠지만, 나중엔 고마운 마음이 들더라고. 어른들은 언제나 애들한테 그러잖아. "크면 다 알게 돼." 난 그게 최악이라고 생각해. 누군가 뭘 물어보면 대답을 해 주는 게 당연하잖아. 할아버지는 왜 돌아가셨느냐는 것부터 아기는 어떻게 태어나느냐는 질문까지 맨날 똑같이 크면 다 알게 된다고만 하는 건 정말 아닌 거 같아. 그런데 아기가 어떻게 생기는지는 너도 알지? 아마도?

　사실 우리 몸의 변화에 신경 쓰다 보면 다른 성별을 가진 애들 몸이 어떻게 변하는지까지는 알지 못하잖아. 그렇지만 호기심은 있지. 난 우리가 남자아이들 몸에는 무슨 일이 일어나고 있는지, 또 왜 그런지도 알아야 한다고 생각해. 그래서 말인데, 68쪽에는 남성 생식기에 대한 정보가 실려 있어. 그리고 아기가 어떻게 생기는지도 당연히 알려줄게.

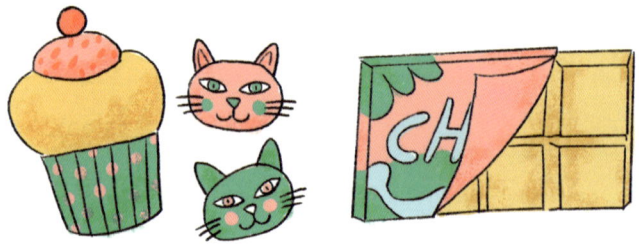

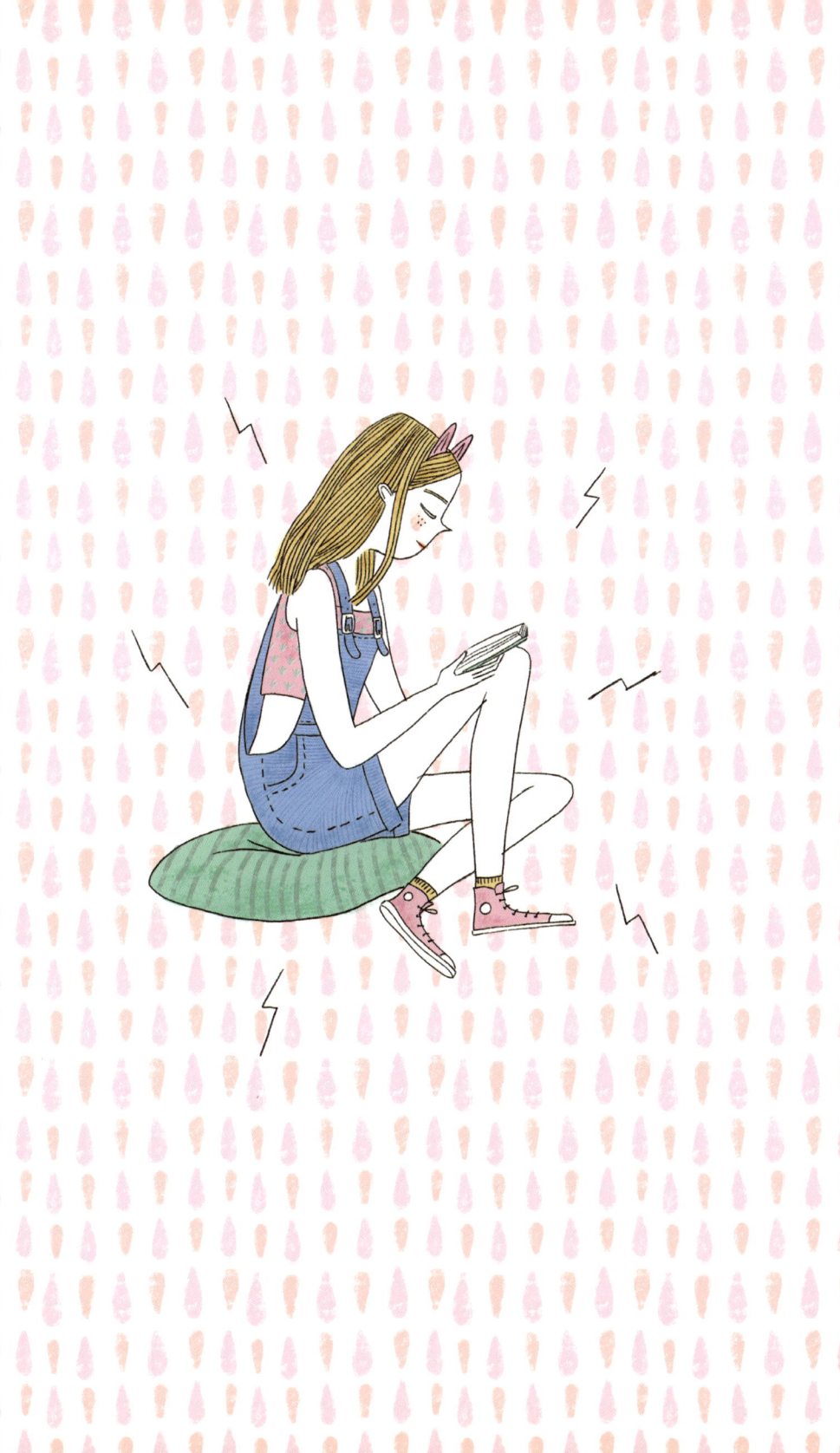

남성의 생식기가 궁금해!

사춘기와 함께 찾아오는 우리 몸의 변화에 대해서는 이미 이야기했고, 또 우리가 직접 그 변화를 겪고 있기도 하지. 혹시나 해서 묻는 건데 '사춘기'가 뭔지 알고 있지? 생애 주기 중에 여자아이들과 남자아이들이 성적으로 성숙해지는 시기를 말하는 거잖아.

사춘기 때 남자아이들에게는 어떤 일이 일어날까? 남자애들은 이 시기에 어떻게 지낼까? 남자아이들 몸도 변화를 겪게 될까? 변화라면 어떤 변화? 남자아이들의 생식기는 정확히 어떻게 기능을 할까?

이미 알고 있겠지만, 남자의 생식기는 여자와 달라. 기본적으로 남자의 생식기는 몸 밖으로 나와 있는데, 여자의 경우는 몸 안에 들어와 있지.

남성 생식기 안에는 이런 것들이 있어.

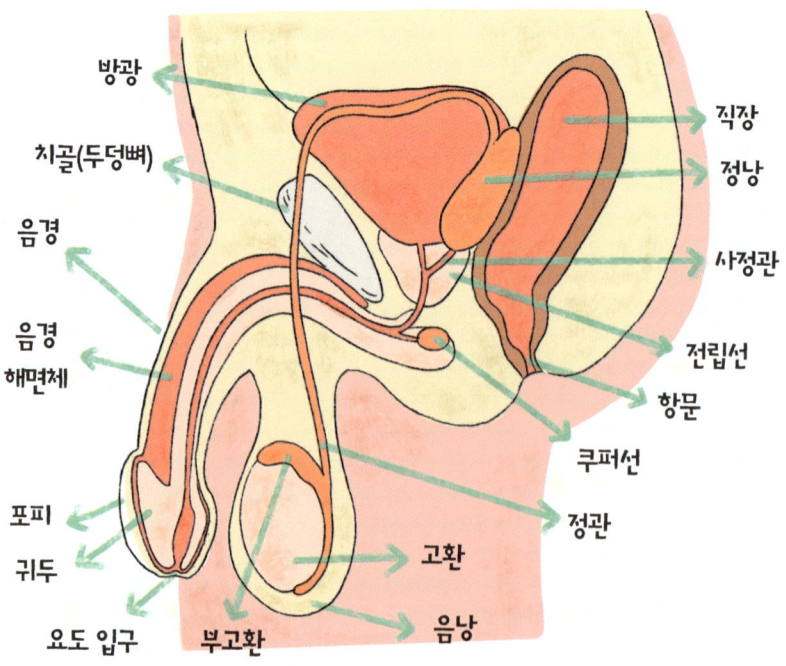

- 고환
- 여러 관
- 정낭(정자가 들어 있는 액체인 정액이 담긴 곳)과 전립선이 있는 부속샘
- 음경

사춘기에 남자아이들의 몸에는 이런 변화가 나타나.

- 고환과 음경이 커져.
- 음부와 겨드랑이에 털이 자라.
- 근육이 발달하고 목소리가 저음이 되면서 갑자기 키가 크고, 얼굴에 수염이 나는 단계를 거쳐.

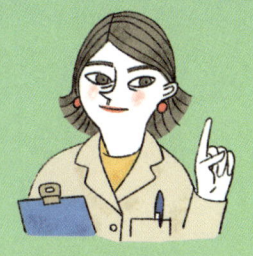

의사 선생님의 한마디!

사춘기는 여자의 경우 보통 10~14세, 남자의 경우 12~16세에 진행됩니다.
인간은 태어날 때부터 이미 모든 생식기를 갖추고 있습니다. 하지만 사춘기가 되어야 제대로 생식 기능을 할 수 있습니다. 사춘기에 들어서면 뇌의 뇌하수체가 고환을 자극하여 테스토스테론을 분비하게 합니다. 테스토스테론은 남자아이의 몸에 많은 변화를 가져오지요. 사춘기에 접어든 남자아이의 몸은 매일 수백만 개의 정자를 생산해 냅니다.

남자아이들이 성적으로 성숙해지면 고환이 아주 작은 정자를 엄청나게 많이 만들어 보관하게 돼. 고환은 또 '테스토스테론'이라는 호르몬도 만들어. 이 호르몬이 사춘기에 아주 중요한 역할을 한단다. 이 호르몬 때문에 남자아이들의 목소리가 굵어지고, 근육이 발달하고, 몸과 얼굴에 털이 나게 되거든. 게다가 정자를 생산하도록 자극하는 역할도 하지.

아마도 넌 남자와 여자의 생식기가 어떤 역할을 하는지 궁금할 테지. 남자와 여자 생식기의 가장 중요한 기능은 바로 인류가 멸종되는 걸 막는 일이야. 지구상에 새로운 생명이 태어나게 하는 것, 바로 그거지.

하지만 어쩌면 지금 네게는 인류의 보존 뭐 이런 것보다 남자와 여자가 성관계를 하면 어떻게 되는지, 무슨 일이 일어나는지가 더 중요할지도 모르겠다.

성관계를 한 그 다음은?

보통 때 남자의 음경은 축 늘어져 있어. 그러다가 성적으로 흥분하면 단단해져. 이때 내부 조직에 피가 몰리면서 고추가 단단하게 일어서게 되지. 이걸 '발기'라고 해. 음경이 단단해지면 성관계 중에 여자의 질 안으로 삽입하기가 쉬워지는 거지.

발기한 음경이 애무나 마찰, 질 안으로의 삽입을 통해 자극을 받으면 생식기를 둘러싼 근육이 수축하면서 여러 관과 요도를 통해 정액을 밀어내게 돼. 그러면 정액이 요도를 통해 몸 밖으로 나오고, 이걸 '사정'이라고 해.

한 번 사정할 때마다 그 정액에는 최대 5억 마리의 정자가 들어 있어. 이 정액이 여자의 질 안으로 사정되면 수억 마리의 정자가 질에서 자궁 경부를 통해 자궁 안으로 들어가게 되고, 나팔관 안에서 난자와 결합하게 되는 거지. 다시 말해서 '수정'이 일어나는 거야. 바로 그 순간 새로운 생명의 신비가 일어나.

- 고추는 음경과 귀두, 이렇게 두 부분으로 이루어져 있어.
- 음경은 고추의 몸통 부분이고, 귀두는 끝부분을 말해.
- 귀두 끝에는 정액과 소변이 나오는 작은 구멍이 있어.

- 난자는 단 하나의 정자와 수정돼.
- 난자가 정자와 수정하게 되면 이 난자를 '수정란'이라고 불러.
- 수정란은 자라서 배아가 되고, 시간이 더 지나면 태아가 돼.

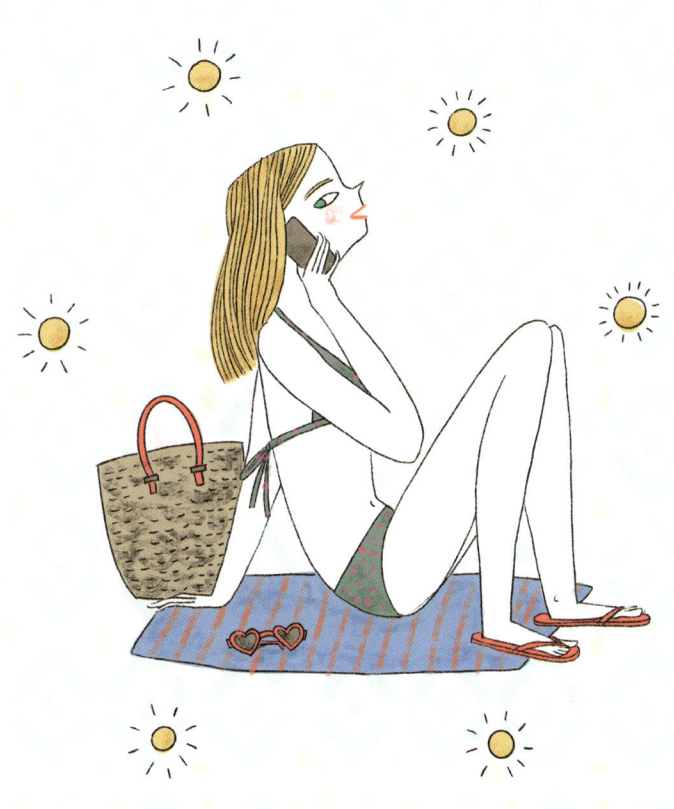

깜짝 테스트) 생리 문제를 얼마나 편안하게 받아들이고 있니?

1. 처음 생리를 시작했을 때 어땠니?
  A. '드디어 때가 왔구나!' 생각하며 기뻐했어.
  B. '그래. 반갑진 않지만 어쨌든 닥칠 일이었어.'라고 생각했지.
  C. "되감기 버튼이 어디 있지? 다시 어제로 돌아가고 싶어!" 이렇게 중얼거렸어.

2. 수영장에서 별로 친하지 않은 여자애들, 남자애들과 같이 있는데 생리를 시작했어. 그런데 생리용품을 가지고 있지 않아. 어떻게 할 거니?
  A. 제일 먼저 눈에 띄는 여자아이에게 가서 생리대나 탐폰이 있느냐고 물을 거야.
  B. 조용히 화장실에 다녀오겠다고 하고, 안내대에 가서 도움을 청할 거야.
  C. 당장 집으로 돌아갈 거야. 아이들이 알아채면 어떡해?

3. 버스에서 바지에 생리 혈이 묻은 여자아이를 보게 된다면?
  A. 가엾게도! 모르는 아이라도 옷이 더럽혀졌다고 말해 줄 거야. 우린 서로 도와야 하잖아. 부끄러울 게 뭐 있어?
  B. 옆에 있는 친구에게 말해서 그 애에게 말해 주라고 할 거야.
  C. 누군가 말해 줄 테지. 난 부끄러워서 그런 말 못 해!

4. 엄마랑 엄마 친구들이 있는 곳에서 생리 이야기가 나온다면?

A. 정말 잘됐다! 난 물어볼 게 너무 많아.

B. 별로 함께 나누고 싶은 이야기는 아니지만, 내게 뭘 물어보면 그래도 대답은 해야지.

C. 휴대 전화를 집어 들고 슬쩍 그 자리를 빠져나와야지. 그런 얘긴 딱 질색이야.

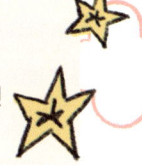

5. 너랑 친한 남자아이가 요즘 들어 부쩍 생리에 대해 궁금해한다면?

A. 마침내 그 애와 생리 이야기를 나누게 되다니! 걔는 이제 나를 더 잘 이해하게 될 거야.

B. 그 애가 묻는 말에 대답은 하겠지만, 그다지 적극적으로는 아니야. 아무리 친한 사이라고는 하지만, 그래도 남자잖아!

C. 정말 짜증 나. 자기 누나에게 물어보라고 해.

6. 생리가 네 인생에 어떤 영향을 준다고 생각하니?

A. 생리가 무슨 상관이야? 내 인생은 절대 멈추지 않아!

B. 생리 때문에 불편할 때도 있겠지만, 큰 영향은 없을 거야.

C. 생리라니! 내 인생은 생리 때문에 망했어!

결과

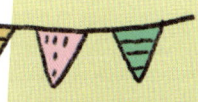 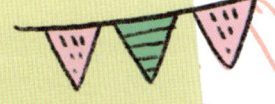

A가 제일 많을 경우: 넌 생리를 편안하게 받아들이고, 또 자랑스러워하고 있어.

B가 제일 많을 경우: 생리가 자연스러운 일이라고 생각하지만, 이런 불편한 일을 겪어야 한다는 게 썩 유쾌하지는 않아.

C가 제일 많을 경우: 준비되지 않은 상태에서 들이닥친 일이라 약간은 당황하고 있어. 궁금한 것도 많고. 하지만 걱정하지 마. 곧 익숙해질 거야. 생리는 아주 자연스러운 일이라는 걸 꼭 기억해!

클로에의 이야기

6월

새빨간 꿈

안녕? 나는 클로에야. 이제부터 내 얘기를 들려줄게.

목요일 오후, 나는 텔마와 평소처럼 도서관에서 집으로 돌아오고 있었어. 이런저런 이야기를 나누면서 말이야. '이런 게' 뭐고 '저런 게' 뭐냐고? 이런 게 이런 거고, 저런 게 저런 거지 뭐겠니? 우린 정말 많은 이야기를 나눈단다. 그러다 가끔은 우리 자신에게 깜짝 놀랄 때도 있어.

그날도 한참 이야기를 나누다 보니 어느새 밤이 된 거야. 나는 텔마와 서둘러 집으로 향했지. 조금씩 추워지기 시작했거든. 비도 오고 말이야. 비가 왔다고? 비였던가? 그런데 갑자기 빗방울 농도가 짙어지면서 잼처럼 끈적해지기 시작했어. 또 원래는 짧았던 그 길이 자꾸 길어지고, 점점 더 좁아지는 거야.

"텔마, 뛰어! 이러다가 길 사이에 끼어 버리겠어."

"달려! 빗방울이 끈적거려서 발이 길바닥에 붙어 버리겠어."

우리는 앞으로 달리려고 했지만 그럴 수가 없었어. 도대체 어떻게 된 일이지?

그때 갑자기 어디선가 거대한 형상 하나가 우리 앞에 나타났어. 떡 벌어진 체구에 키가 크고 위협적인 모습이었어. 처음엔 교장 선생님인 줄 알았지. 새빨간 정장을 입었는데, 옷자락이 발까지 내려오고 팔에 든 바구니에는 토마토가 가득 들어 있었어.

우리는 앞으로 계속 가야 할지, 아니면 뒷걸음해서 눈앞을 가리며 내리는, 머리에 찐득하게 달라붙는 잼 같은 빗방울 속을 뛰어가야 할지 갈팡질팡하고 있었어. 겁에 질린 우리는 빨간 부인 앞에서 꼼짝 못 하고 서 있었지.

그러다가 그 부인이 토마토가 미사일이라도 되는 양 우리를 향해 곧장 던지는 거야. 우리는 반대 방향으로 달리기 시작했어.

"달려, 클로에!"

"텔마, 달려!"

퍽! 퍽! 퍽! 토마토가 점점 더 가까이 떨어지기 시작했어. 어떤 건 아

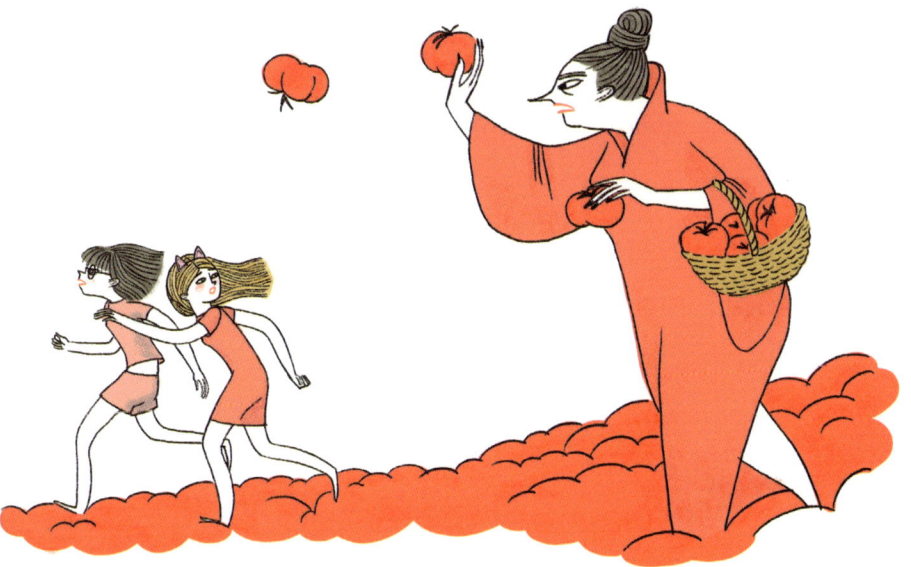

주 가까이 떨어졌는데, 몰랑몰랑했는지 바닥에 떨어지자 우리 몸은 토마토 범벅이 되어 버렸지. 구역질이 나올 지경이었어. 이제 거리는 온데간데없이 온 사방이 토마토소스 바다인 데다가, 그 위로 잼 빗방울이 떨어지고 있었어. 혹시 이것도 토마토 잼?

빨간 부인은 확실히 교장 선생님은 아니었어. 그런데 그 부인이 갑자기 거대한 문어로 변해 버리는 거야. 뼈 없는 거대한 괴물이 새빨간 촉수로 어찌나 빨리 다가오던지! 문어가 입을 벌리자 날카로운 이빨을 가진 뱀파이어가 되었어.

"텔마, 얼른 헤엄쳐!"

"너도 얼른 헤엄쳐!"

그런데 아무리 헤엄을 쳐도 도무지 앞으로 나가질 않는 거야. 거대한 빨강 문어가 우리를 집어삼키기 일보 직전이었어.

"우리 이제 죽을 건가 봐, 클로에!"

"이제 다 끝장이야!"

수천 명이 한꺼번에 거친 함성을 질러 대는 듯한 끔찍한 소리에 거대한 토마토 바다가 출렁였어. 몇 미터나 되는, 아니 몇 미터인지 계산도 할 수 없을 만큼 높은 토마토 파도가 밀려왔지.

'이제 끝장이야.'

난 소리를 지르려고 했어. 그리고 소리를 질렀지.

그때 침대 옆 작은 테이블 위에 놓인 휴대 전화 진동음이

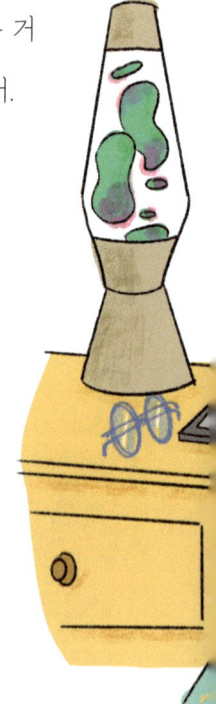

울렸어. 난 부화기 속 병아리처럼 땀을 흘리고 있었고 말이야. 거대한 토마토 바다에서 거대한 빨강 문어에게 잡아먹히지 않고 아직 살아 있다는 안도감에 깊은숨을 내쉬었어.

그리고 화장실에 갔을 때, 그래, 맞아. 나도 처음으로 생리를 시작했다는 걸 알게 되었어. 갑자기 난 아주 많이 행복해졌어.

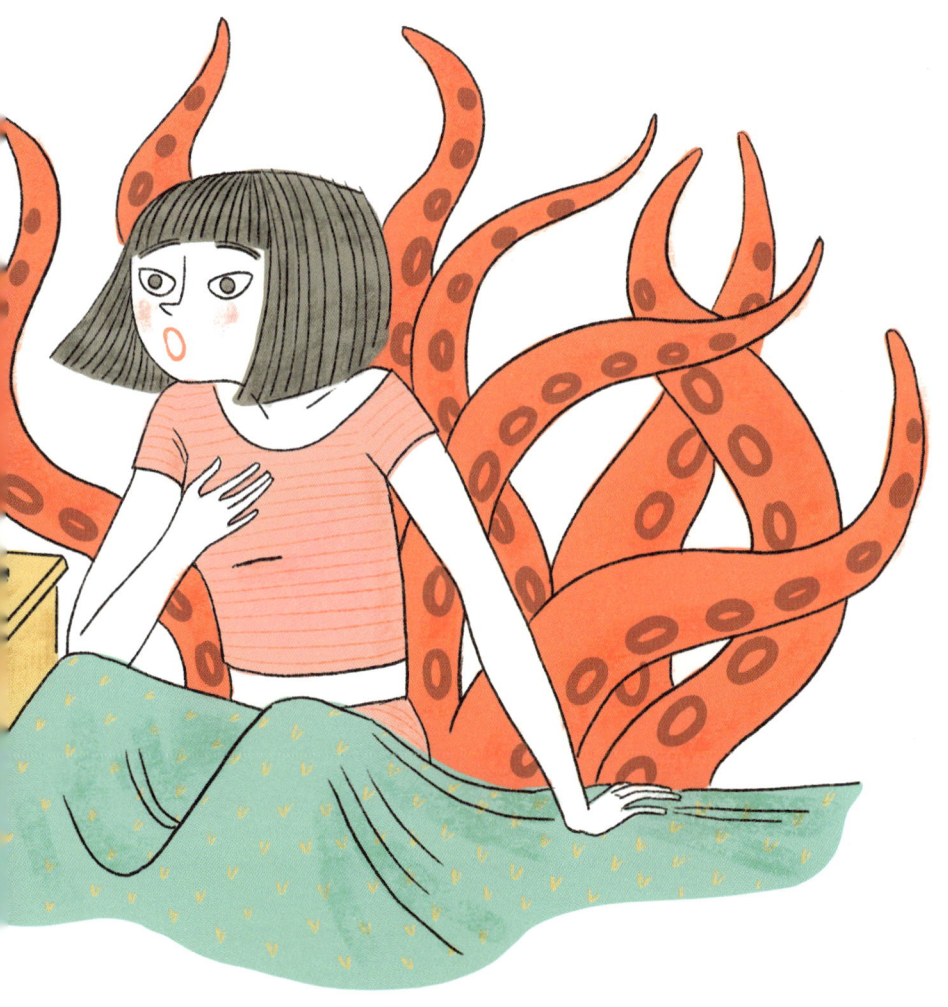

고민을 나눠 봐!

가끔 다른 사람의 입장이 되어 보는 게 어려울 때도 있어. 넌 그렇지 않니? 나는 텔마가 처음 생리를 시작했을 때 텔마의 기분이 어떨지 이해하려고 노력했지만, 충분히 이해했는지는 잘 모르겠어. 나도 같은 처지가 되어 보니 이제야 그걸 깨닫게 되네.

난 생리를 엄청나게 기다렸어. 난 뭐든 맨 마지막으로 하는 건 싫어. 가능하다면 뭐든 제일 먼저 알고 싶거든. 그래서 내겐 생리도 뭐, 그다지 대단한 일은 아니야.

텔마 성격으로 봐서 그 애에게는 소화하기 힘든 변화였겠다는 생각이 들었어. 그리고 똑같은 일이라도 사람마다 다르게 느낄 수 있으리란 생각을 하게 되었어. 다른 사람의 마음에 상처를 주지 않고 좋은 동반자이자 친구, 마음을 터놓을 수 있는 동료가 되려면 이런 걸 꼭 마음에 담아 두는 게 중요하다는 것도 말이야.

내가 책에서 읽은 바에 따르면 이 시기에 우리는 보통 두 가지 감정적 변화를 겪게 돼.

- 옷을 입고 벗을 때나 화장실에 갈 때 등등 더 많은 사생활 보호가 필요하다고 느끼게 될 거야.
- 너의 신체적 변화가 자신이 어떠한 사람인지에 대해 생각하는 자아상에 부정적인 영향을 주어서는 안 돼. 넌 이제 새로워지는 거야.
더 나은 네가 되는 거란 사실을 잊지 마!

- **예민해진다:** 화를 잘 내고 또 쉽게 감정적으로 변해. 우리 자신과 주변 세상을 발견해 가는 시기라서 그래. 잘 생각해 보면 감격스러운 변화 아니니?

- **남들과 다르다고 느낀다:** 네가 친구들 사이에서 제일 먼저 생리를 하게 된다면 넌 네가 친구들과는 다르고, 그래서 외롭다고 느낄 수도 있어. 그런 생각이 들면 우리는 모두 늦든 빠르든 결국은 같은 일을 겪게 된다는 것을 기억해야 해. 네가 다른 것도, 이상한 것도 아니야. 나쁜 일이 일어난 건 더더욱 아니고!

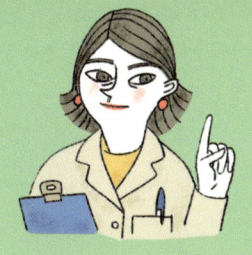

의사 선생님의 한마디!

사춘기는 물리적, 행동학적, 심리적 변화를 겪는 시기입니다. 신체적 변화와 더불어 현실 감각이 생겨나기 때문에 아주 중요한 단계라고 할 수 있죠. 계속 아이로 남고 싶으면서도 또 어른이 되고 싶은 모순적인 상황, 성에 대한 발견과 관심, 신체적 변화 등으로 인해 사춘기 청소년은 매우 흥분된 상태입니다. 초조하게 생각하지 마세요. 거식증이나 과식증처럼 자신의 이미지와 관련된 질병에 걸리지 않도록 유의하고, 알코올, 마약 등 중독성 물질을 소비하지 않도록 해야 합니다.

반대로 네가 친구들 사이에서 제일 늦게 생리를 하게 된다면 부끄러워하지 말고 친구들에게 궁금한 걸 뭐든 물어보도록 해. 우리는 대부분 자기 경험을 이야기하는 걸 좋아하잖아. 정보는 많을수록 좋아. 지식이 많을수록 네가 곧 겪게 될 신체적 변화에 잘 대비할 수 있고, 또 기대하게 될 테니까.

중요한 건 신체적 변화뿐만 아니라 심리적 변화도 자연스럽게 받아들이는 거야. 사춘기는 우리가 인생에서 한 뼘 더 성장하는 중요한 시기야. 이 세상에서 우리의 자리, 우리의 역할이 무엇인지 의문을 품게 되는 건 당연해. 갑자기 모든 게 완전히 거꾸로 뒤집힌 느낌이잖아. 세상을 도무지 이해할 수 없는데 이제 어른이 된다고 하니 뛸 듯이 기쁘다가, 다시 한없이 슬퍼지기도 하고 말이야. 그럴 땐 부모님 또는 가장 가까운 가족을 믿고 고민을 털어놔 봐. 그분들은 널 사랑하고, 또 네 안에서 움트고 있는 새로운 너에 대해서 알고 있어야 하는 분들이니까.

친구들도 아주 중요해. 하지만 선생님, 가족 역시 네가 필요로 할 때 네 곁에 있다는 걸 잊지 마. 비웃을지도 모른다고 겁낼 필요 없어. 분명 그분들은 네가 어떤 느낌인지 알고 싶어 하고, 또 필요하다면 널 도와주고 싶어 할 테니까.

다른 여자들은 어떨까?

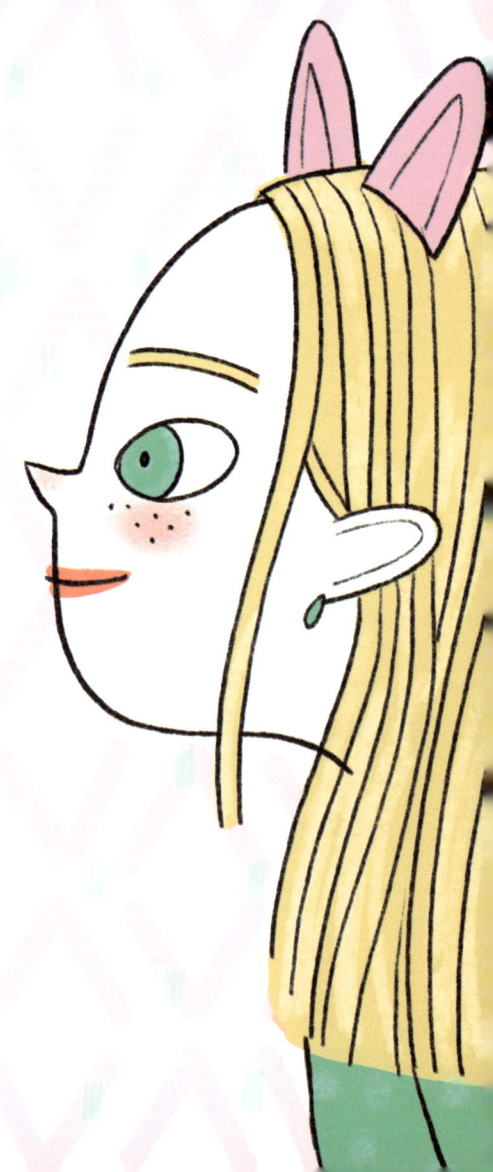

열다섯 살까지 난 내가 못생겼다고 생각했어요. 요즘 다시 그때 사진을 보면 나에 대해 아주 왜곡된 이미지를 가지고 있었다는 걸 깨달았죠.
– 아나, 37세

난 중학생 때 첫 키스를 했는데 딱 1분 동안이었어요. 그 이야기를 친구들에게 두 시간 동안 해 주었죠.
– 베티, 40세

학교 다닐 때 친구들 강요에 못 이겨 술을 마셨어요. 그러고는 지독하게 고생했어요.
– 마르타, 46세

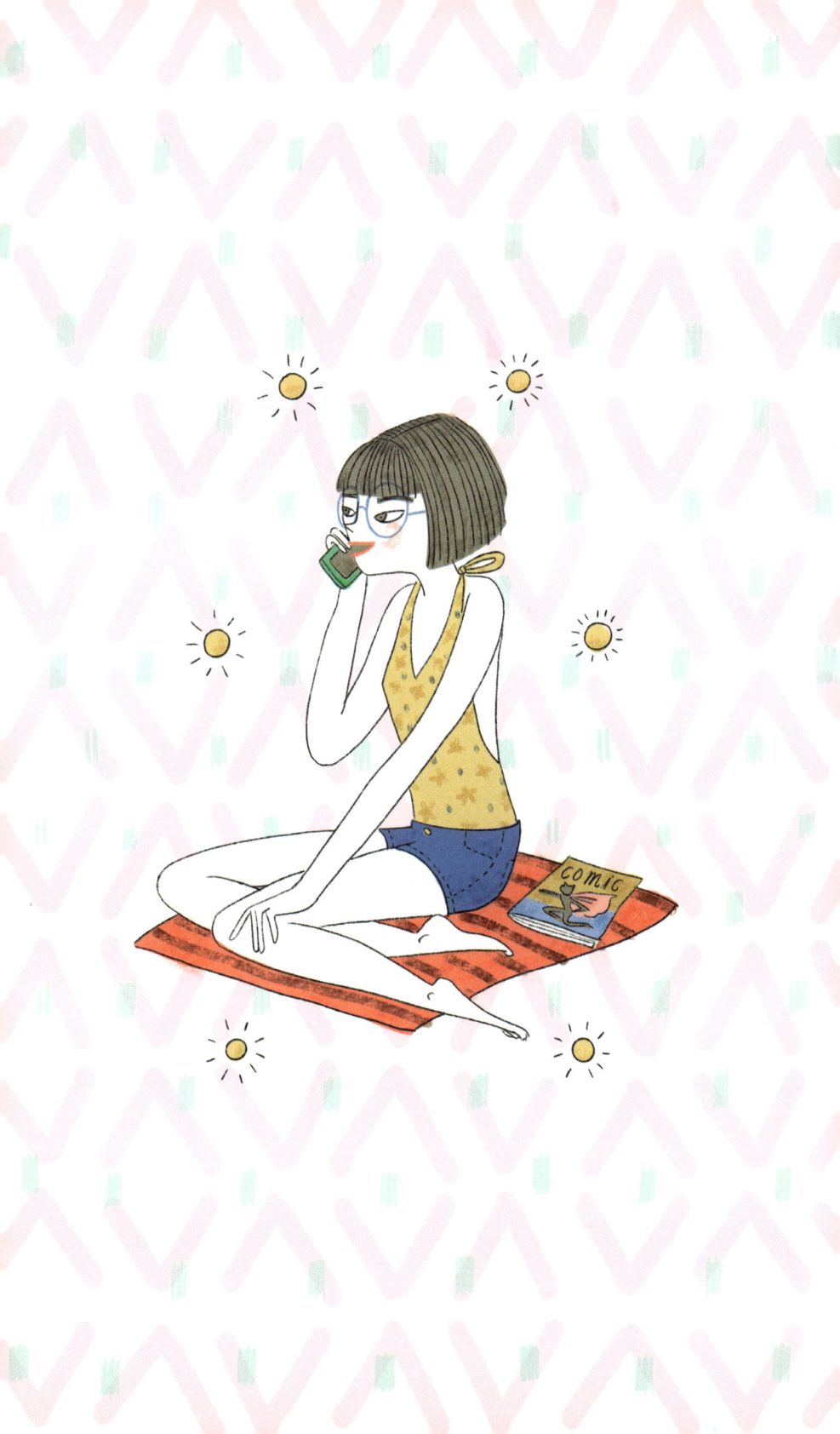

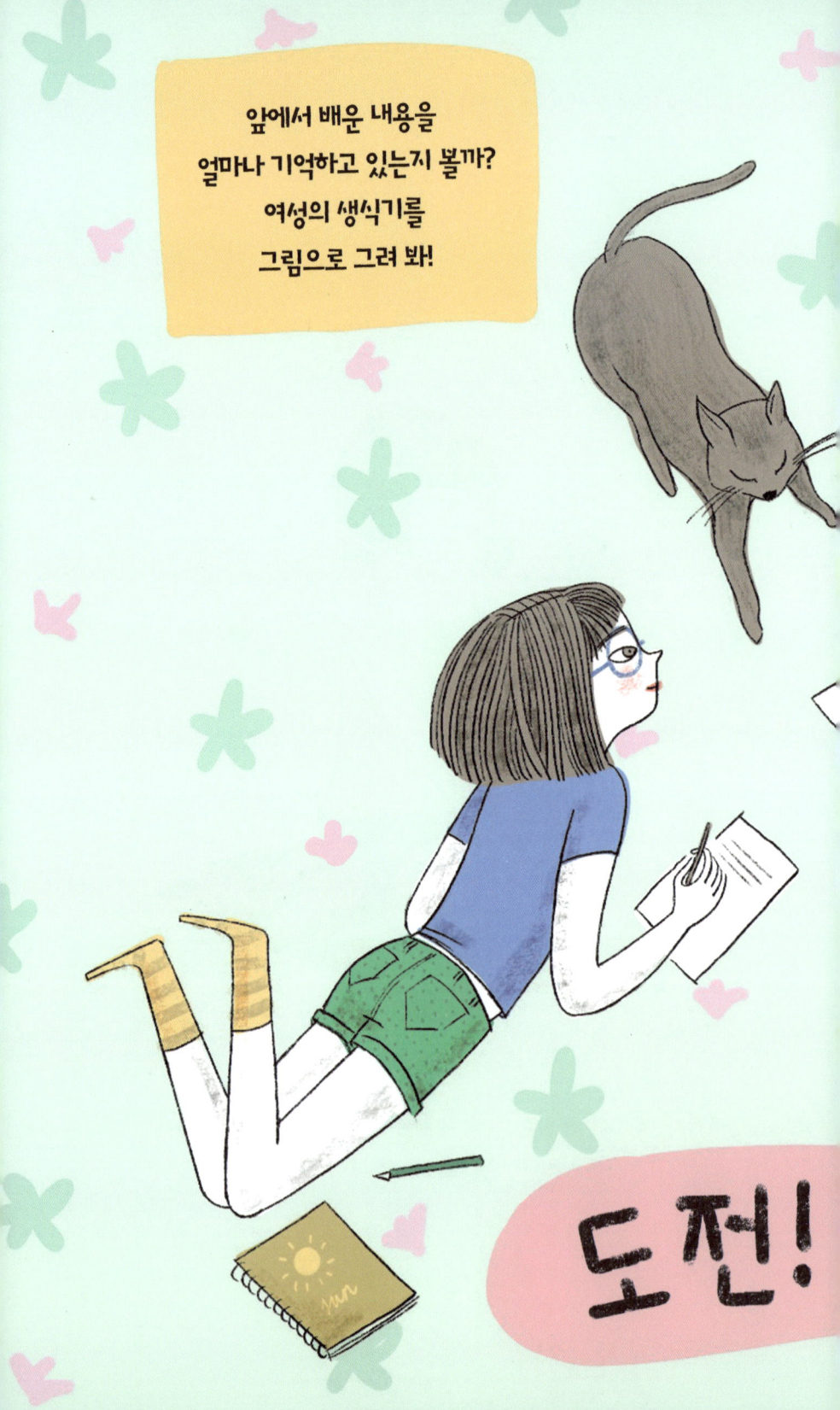

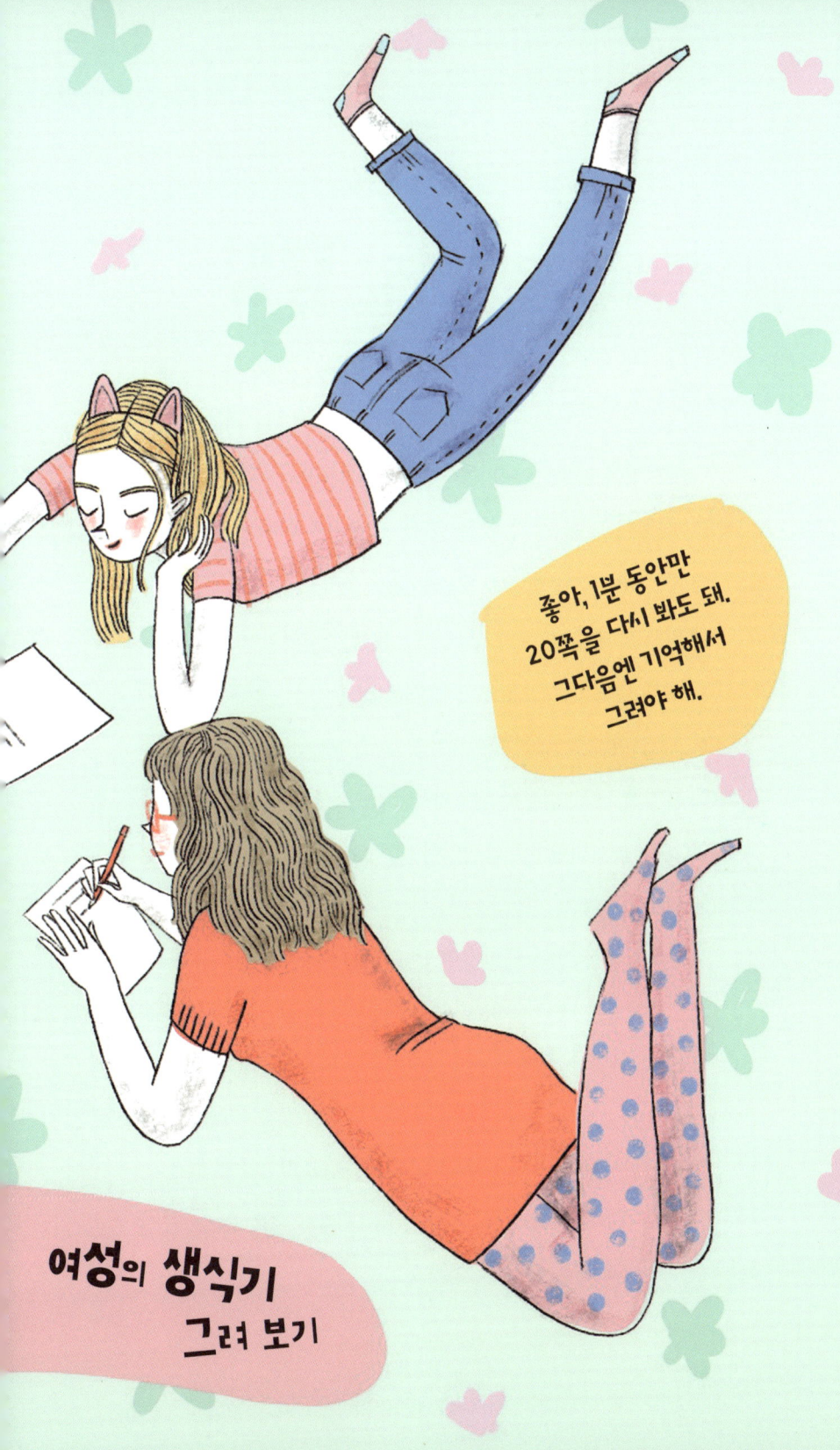

7월
잊지 못할 캠핑

크고 작은 나무들. 다리를 할퀴는 가시덤불도 있어. 그리고 날벌레들. 통통한 벌레, 중간 크기 벌레, 가느다란 벌레, 눈곱만큼 작은 벌레…… 하여간 날벌레가 정말로 많아. 윙윙대고 앵앵대면서 밝은 색깔 티셔츠 위에 날아와 앉거나 선크림 병에 달라붙지.

7월의 더위, 그래, 7월이니까. 해는 이글거리고 땀이 비 오듯이 쏟아져. 난 그야말로 물을 흠뻑 머금은 스펀지가 되어서 금세라도 물을 뚝뚝 흘리게 될 것 같은 느낌이야. 차가운 레몬 아이스크림이 너무 그리워. 아니면 시원한 바닷바람이나. 그런데 눈에 보이는 거라곤 산 중턱에 넓은 들판뿐.

이번 달에 두 번째 생리를 시작했어. 별문제는 없어. 기분도 괜찮고, 아프지도 않고. 무엇보다도 피할 수 없는 일이잖아. 어차피 겪을 거라면 얼른, 가능한 한 빨리 겪는 게 낫지. 일회용 밴드를 떼어 낼 때처럼 말이야. 밴드를 살에서 떼어 낼 때 아프잖아. 그럴 땐 재빨리, 단번에 뜯어내는 게 훨씬 낫지. 너도 그렇게 생각하지?

그런데 말이야, 생리 중 캠핑은 사실 유쾌한 일은 아니었어. 산길을 걷는데 땀은 흐르고 날벌레들은 달라붙고, 도대체 어디서 어떻게 탐폰을 갈 수 있을까 고민하는 건 썩 즐거운 상황이라고 할 수는 없으니까.

텔마는 저만큼 앞서서 가볍게 걸어가고 있어. 텔마도 나랑 똑같은 문제를 안고 있는데도 말이야. 우리는 이런 것까지 똑같아. 사실 가끔 일어나는 일이라고 해. 함께 사는 여자들 사이에서는 동시에 생리하는 일이 자주 생긴다고 하더라고. 모녀 또는 자매 사이에서는 꽤 자주 그런대. 텔마랑 나는 거의 같이 사는 거나 마찬가지라고 봐야 해. 게다가 요 며칠은 같은 텐트에서 같이 자고 있잖아.

어젯밤에는 어마어마한 폭풍이 불어왔어. 공포 영화에 나오는 것 같은 그런 폭풍이었어. 텐트가 꼭 살아 있는 것처럼 움직였어. 초록색 텐트가 그렇게 움직이니까 꼭 우리가 건들거리는 초록 괴물 배 속에 들어와 있는 것 같은 거야. 피이우우우우, 피이우우우우우 바람이 불고 세찬 빗줄기가 텐트 위로 쏟아졌어.

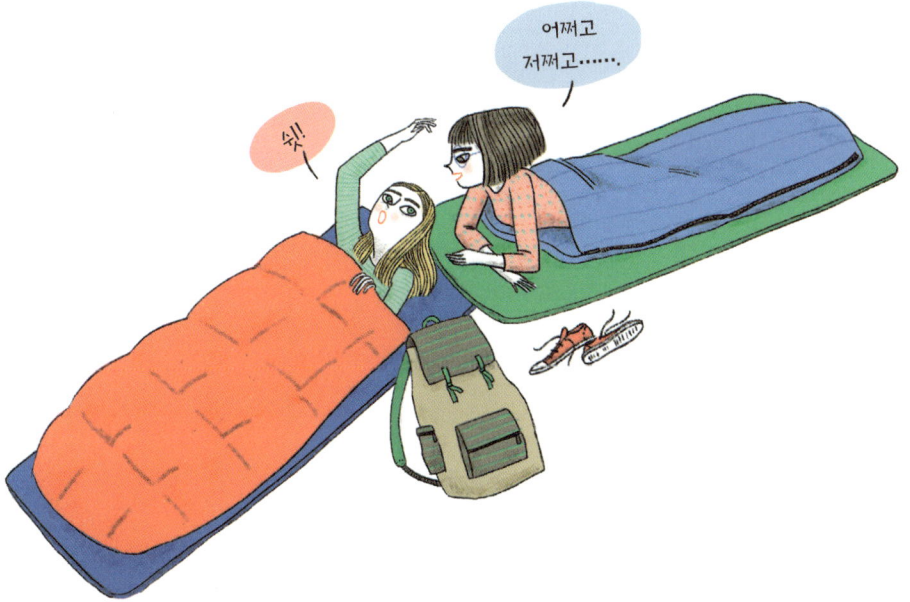

"이제 그만 입 좀 다물어, 클로에! 잠 좀 자자. 네가 이 텐트를 괴물이라고 생각하든 놀이공원 관람차라고 생각하든 난 상관없어. 자고 싶어, 자고 싶다고! 안경 벗어, 얼른."

난 안경을 벗으면 바로 혼수상태에 빠지거든. 텔마는 어제도 내 얼굴에서 안경을 억지로 벗겨 냈어. 난 잠이 들긴 했지만 날벌레 꿈을 꾸었지. 난 정말로 벌레가 무서워. 벌레를 보면 신경이 곤두서. 그 어마어마하게 많은 발로 어디까지 갈지 알 수 없잖아. 내가 아주 어렸을 때 할아버지, 할머니가 사시는 프랑스에 갔다가 끔찍한 경험을 했거든. 모든 건 거기서 시작되었어.

나랑 오빠, 사촌 여동생이 자전거를 타고 나갔지. 마을에서 꽤 멀리 떨어진 곳까지 갔는데, 밀밭이 있었어. 키가 큰 노란 풀들이 꼭 물결치는 거대한 바다처럼 보이더라고. 잠깐, 잠깐! 내가 이렇게 말하니까 낭만적으로 들릴지 모르겠지만, 절대 그런 이야기가 아니야.

우리 오빠 알란은 나보다 세 살 위야. 하지만 나보다 한참 덜떨어진다는 걸 내가 깜박했지 뭐야? 오빠는 신난다면서 밀밭 속을 달려 보자고 했어. 우리는 자전거에서 내려 밀밭의 샛노란 파도 속으로 뛰어들었지. 사실 잠깐은 즐겁기도 했어. 뛰어다니며 술래잡기랑 숨바꼭질도 하고, 바닥에 누워 신나게 웃었어. 어디선가 개 한 마리가 나타나서 우리랑 함께 놀았어. 우리는 그 개를 만화 주인공 이름을 따서 '띠떼프'라고 부르기로 하고, 우리 부하로 임명했지. 난 오후 내내 띠떼프랑 놀았어.

 그런데 다음 날 상태가 좋지 않은 거야. 아니, 아주 나빴어. 머리가 끓어오르고 열이 올랐지. 할아버지께 전날 우리가 어떻게 놀았는지 말씀드렸더니, "티큐!"라고 하시더라고. 프랑스 말로 '진드기'라는 뜻이야. 그러고는 핀셋으로 다리에 붙은 진드기를 조심조심 떼 내 주셨어. 할아버지가 그 진드기를 보여 주셨는데, 살면서 그렇게 울어 본 적

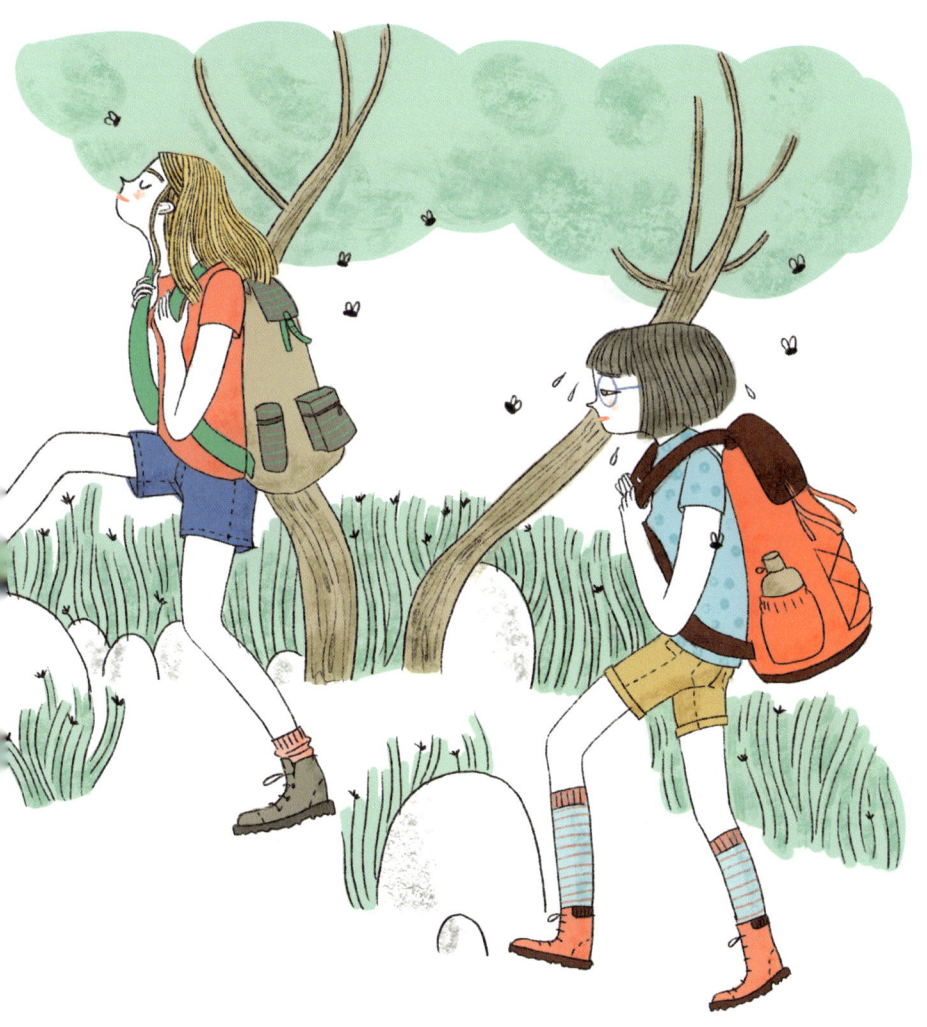

은 처음이야. 무서워서, 그리고 구역질 나서 말이야.

그때부터 나는 발이 네 개 이상 달린 생물은 절대로 가까이하지 않아. 보기만 해도 긴장, 초긴장하거든. 그리고 긴장, 초긴장하게 되면 몸이 먼저 반응을 하잖아. 나쁜 쪽으로 말이야.

그런데 지난밤 진드기 꿈이라도 꾼 건지, 오늘 아침 일어나 보니 옷이 엉망진창이었어. 살인 사건이라도 난 것 같더라고. 온통 피투성이였다니까. 생리하면서 한 번도 그런 적은 없었어. 물론 겨우 두 번째 생리였으니까 어쩌면 당연하기도 하지만. 피 묻은 옷을 보고 놀랐다기보다는 좀 귀찮은 생각이 들었어. 여기엔 세탁기가 없잖아.

"텔마, 텔마! 일어나, 시스터. 심각한 문제가 생겼어."

"5분만, 딱 5분만……."

잠이 덕지덕지 붙은 목소리로 텔마가 대답했어.

"안 돼. 우리 당장 강가로 가야 해."

"뭐라고? 아침 여덟 시에 강가로 나가자고? 제정신이야?"

"이것 봐."

몸을 일으킨 텔마가 그걸 보고는 입을 어찌나 크게 벌렸던지, 난 텔마 입속이 꼭 동굴 같다고 생각했어. 텔마는 꼭 연기하는 것처럼 눈을 휘둥그레 뜨고 뭘 찾는 것처럼 손을 내젓기 시작했어. 수건을 집어 던지고, 이런저런 물건들을 헤집고 나서 배낭을 찾아냈어. 다시 그 배낭 안을 휘저은 다음 마침내 커다란 파우치와 샴푸 병을 꺼냈지. 난 옷을 갈아입었어. 우리는 피로 얼룩진 옷을 들고 강으로 갔지. 옛날 옛적 시골에서 빨래하러 냇가로 가듯이 말이야.

그런데 얘들아, 핏자국은 정말로 지우기가 어려워. 그래서 살인범이 결국에는 잡히고 마는 거야. 그나마 좋은 소식은 우리가 결국 문제를 해결하고야 말았다는 것! 적어도 첫 번째 문제는 해결했다는 거지.

그리고 두 번째 문제가 닥쳤어.

"클로에, 우리 오늘 또 트레킹인 거 알지? 산길로 23킬로미터를 걸을 거야. 어떡할래? 그러니까 내가 오지 말자고 그랬잖아! 집에서 편안하게 깨끗한 변기, 우리만 쓰는 전용 욕실에, 샤워기에, 세탁기 다 있는 집에 그냥 있자고 했지! 그런데 네가 고집을 부렸잖아. 클로에, 오늘 트레킹은 포기하자. 선생님께 몸이 안 좋다고 말씀드려. 우리 둘이 같이 그냥 여기 캠프에 있자."

"절대 그럴 순 없어!"

어려운 상황을 피해 가는 건 내 방식이 아니야. 난 힘든 상황에서 성장해. 그리고 난 그런 상황에서 더 힘을 발휘하는 성격이야. 우먼 파워! 난 캡틴 마블보다 더 강한 아이란 말이야.

"클로에, 너 그러다가 산에서 과다 출혈로 죽을 수도 있어. 이건 자살행위야."

"네가 가기 싫으니까 내 핑계 대려는 거 다 알아. 생리를 하건 뭘 하건, 햇살에 쪄 죽건, 비가 오건, 눈이 오건, 무슨 일이 있어도 나는 트레킹할 거야. 없는 게 없잖아. 진통제도 있고, 생리대도 있고, 팀폰에, 갈아입을 옷에. 그러니 더 말하지 마. 자, 출발!"

그래서 지금 여기, 이 숲에 있는 거야. 그런데 예상과 달리 텔마는 다람쥐처럼 관목 숲 사이를 폴짝폴짝 잘도 달려가고, 난 벌레들이 성가셔서 이 모양이야. 그리고 사실 지금 좀 불편하기도 해.

지금처럼 이렇게 굳건한 의지가 약해질 때면 난 절대 실패하지 않는 나만의 비법을 사용한단다. 바로 다른 생각을 하는 거야. 아니 적어도 그러려고 애쓰는 거지. 치과에 가면 입을 크게 벌리고 누워서, 입속에 들어온 흡입기가 스스스스 지지지지징거리면서 침을 빨아들이는 소리를 듣고 있어야 하잖아? 이건 내가 도저히 그 소리를 더 참을 수 없을 때 쓰는 방법이야. 입이 다 마르고 턱이 비뚤어질 것만 같고, 마취를 했는데도 금세라도 무슨 일이 일어날 것 같은 느낌이 들 때, 난 내가 알고 있는 길, 수백 번도 더 다녔던 길을 생각해. 마음을 편안하게 해 주는 풍경, 좋은 기억이 남아 있는 곳을 떠올리는 거지.

내가 좋아하는 길은 여름이면 가족이 함께 지내는 바닷가 아파트에서 해변으로 향하는 길이야. 엄마랑 오빠랑 음식이 가득 든 바구니와 큰 수건을 들고 선크림 냄새를 풍기면서 깔깔깔 웃어 대며 걷는 길. 건물 계단을 걸어 내려올 때 흰색 페인트로 칠한 난간 사이로 장밋빛 수국이 흐드러지게 피어 있고, 중간에 지나치는 작은 광장에는 키 큰 야자수들과 작은 분수가 있어. 조금 더 가면 문밖에 큰 고무 튜브와 선글라스, 고무보트를 세워 놓은 슈퍼마켓이 있지. 슈퍼 안에 들어가면 음식부터 신발까지 정말로 없는 게 없어. 그다음은 소나무밭. 솔잎투성이 모랫바닥에는 햇살과 그늘이 그려 놓은 무늬가 가득하고 말이야.

그리고 마침내 끝없이 넓게 펼쳐진 고요하고 잔잔한 바다가 눈앞에 나타나는 거야. 눈이 부시게 새파랗고 광활한 지중해 바다가.

그 길을 생각하면 불편한 상황은 모두 잊게 돼. 그게 치과건, 아니면 길이 너무너무 길어서 벌써 오줌이 마렵기 시작한, 불편하기 그지없는 트레킹이건 말이야.

그런데 지금은 땅벌이 너무 가까워서 윙윙대는 소리에다가, 펑펑 쏟아지는 생리 때문에 근심이 가득한 채 계속 걷고 있지. 내 이런 마음은 아무도 몰라. 너랑 나만 아는 사실이야. 이런 성가시고 위험한 상황에 어떻게 맞서야 하는지 알고 싶다면, 다음 페이지를 읽어 볼 것! 내가 아주 유용한 팁을 적어 두었어.

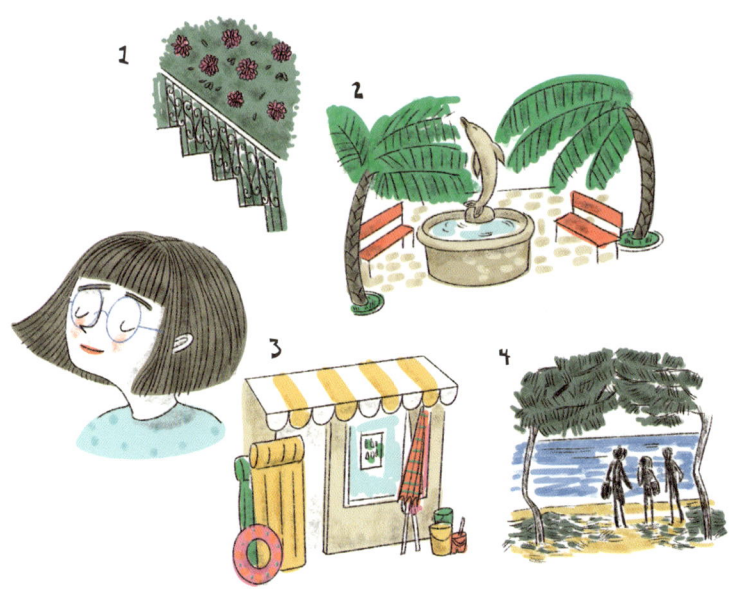

냄새와 털이 신경 쓰이니?

생리 때는 평소보다 땀을 많이 흘린다는 건 이미 알고 있지? 그래서 평소보다 몸에서 냄새가 나는 거야. 소위 '겨드랑이 냄새'라는 건데, 이것 역시 호르몬 때문이야. 사춘기에는 호르몬이 피부의 내분비샘에 영향을 미쳐서 강렬한 냄새가 나는 화학 물질을 분비하게 돼.

개인위생은 언제나 중요하지만, 특히 생리 주기 동안에는 위생 문제에 더 신경 써야 해. 몸, 특히 겨드랑이와 생식기 부근을 깨끗하게 유지하면 몸도 편안하고 기분도 상쾌해질 거야. 우리 같은 사춘기 여자아이들은 생리 기간 동안 생식기 부근이 박테리아에 감염되기 쉬운데, 이건 질 속에 산도 균형이 변하기 때문이야. 하루 두 번 생식기 부근을 씻으면 감염 위험을 확실히 줄일 수 있어.

순한 비누를 사용하거나 그냥 물로만 닦아도 돼. 샤워 젤, 특히 향료가 들어간 샤워 젤은 몸을 더 건조하게 할 수 있으니까 피하는 게 좋아. 질 탈취제나 여성용 에어로졸 같은 것도 사용하지 마. 별 필요 없는 제품일 뿐만 아니라, 자극을 줄 수도 있어.

그리고 매일 깨끗한 속옷을 입도록 해. 소풍이나 캠핑을 갈 때는 만일의 경우를 대비해 여분의 속옷을 가져가면 좋겠지?

겨드랑이와 사타구니에 난 털도 신경 쓰인다고? 이건 없애야 하는 건 아닌데, 성가시면 제모를 하면 돼. 많이 사용되는 제모 방법은 이런 것들이야.

- 살짝 생리 냄새가 나는 건 지극히 정상적이고 전혀 해롭지 않은 거야. 너무 걱정하지 않아도 돼.

생리 때 추천하는 복장
- 순면처럼 땀 흡수가 잘되는 천으로 만든 옷을 입는 게 좋아.
- 편하고, 너무 딱 맞지 않는 옷을 입는 게 좋지.

- **면도기:** 제일 빠른 방법이지만, 털이 겉만 깎여 나가기 때문에 금방 또 자라. 게다가 조심하지 않으면 피부가 베일 수도 있어.

- **제모 크림:** 화학 작용을 통해 털을 잘라 내는 제품이야. 보통은 수분을 공급하고 피부를 보호하는 성분이 들어 있어.

- **왁스:** 모근에서 털을 뽑아내기 때문에 효과가 오래 가는 편이야. 왁스는 온도가 높은 것, 중간 것, 차가운 것 등 선택지도 많지. 하지만 전문가에게 시술받는 것이 좋아.

- **전기 제모기:** 털을 뿌리째 뽑아 주기 때문에 효과가 오래가. 하지만 예민한 피부라면 통증을 많이 느낄 수도 있어.

- **레이저 제모:** 요즘 가장 인기 있는 방법이기는 하지만, 사춘기가 끝날 때까지는 권하고 싶지 않은 방법이야.

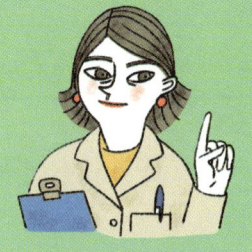

의사 선생님의 한마디!

사춘기 소녀의 몸은 털이 나고 가슴이 커지는 것 외에도 많은 변화를 겪습니다. 배와 엉덩이가 둥그레지기 때문에 살이 찐다고 생각하기 쉬운데, 약간의 체중 증가는 매우 자연스러운 현상이므로 걱정할 필요가 없습니다. 이 시기에는 본래 체지방률이 높아집니다.

다른 여자들은 어떨까?

- 열여섯 살에 처음 제모를 해 봤어요.
  – 마리 호세, 31세

- 나는 탈색제만 사용해도 티가 덜 나요.
  – 루스, 30세

- 생리 중에는 하루에 두 번씩 샤워해요.
  – 미리암, 22세

깜짝 테스트)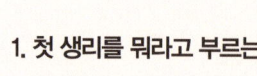

1. 첫 생리를 뭐라고 부르는지 기억하니?
    A. 출혈
    B. 초경
    C. 사춘기

2. 생리 주기 중 언제 임신 가능성이 가장 클까?
    A. 배란이 시작되기 하루 전날과 그날
    B. 배란일까지 사흘 동안
    C. 배란 하루 뒤

3. 생리혈 색깔이 중요한 이유는?
    A. 생리혈 색깔은 별로 중요하지 않아.
    B. 감염, 철분 부족 등 여러 건강상의 문제를 나타낼 수도 있기 때문
    C. 너무 어두운 색이면 병에 걸린 것일 수도 있기 때문

4. 생리 주기는 언제 시작되지?

    A. 생리 마지막 날

    B. 생리 첫날

    C. 배란과 함께 시작

5. '생리 전 증후군'이란?

    A. 생리 시작 하루 전에 배가 몹시 아픈 것을 말해.

    B. 생리 1~2주 전 호르몬 변화로 생겨나는 여러 증상을 말해.

    C. 미신이야. 그런 것은 존재하지 않아.

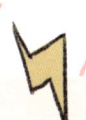

6. 생리 중에 성관계를 가지면 임신할 수 있을까?

    A. 생리 중에는 임신이 되지 않아. 그러니 안전하다고 할 수 있지.

    B. 생리 중에도 임신 위험이 있어. 빈번하지는 않지만, 정자는 질 속에서 닷새까지 살아 있을 수 있어서 간혹 임신이 되는 때도 있어.

    C. 생리 마지막 날에는 임신이 되지 않아.

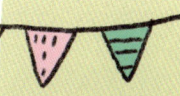 결과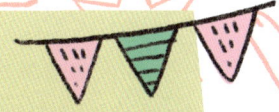

A가 제일 많을 경우: 아직 불확실하게 아는 게 많구나. 더 조사해 보고, 여러 사람에게 묻고, 책도 읽어 봐.

B가 제일 많을 경우: 축하해! 아주 잘 알고 있어. 생리 주기에 대해서 전문가로구나.

C가 제일 많을 경우: 에잉? 완전히 잘못 알고 있어. 앞을 다시 읽어 봐. 내가 이야기하는 동안 딴생각한 게 분명해.

8월
기분이 이상해

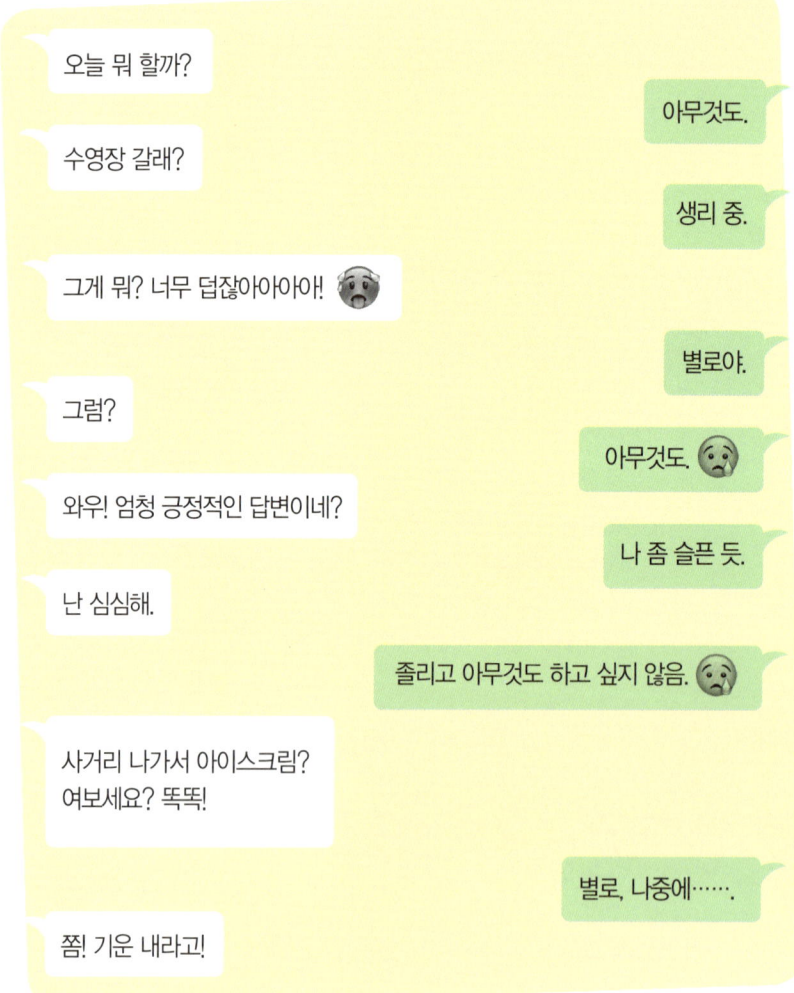

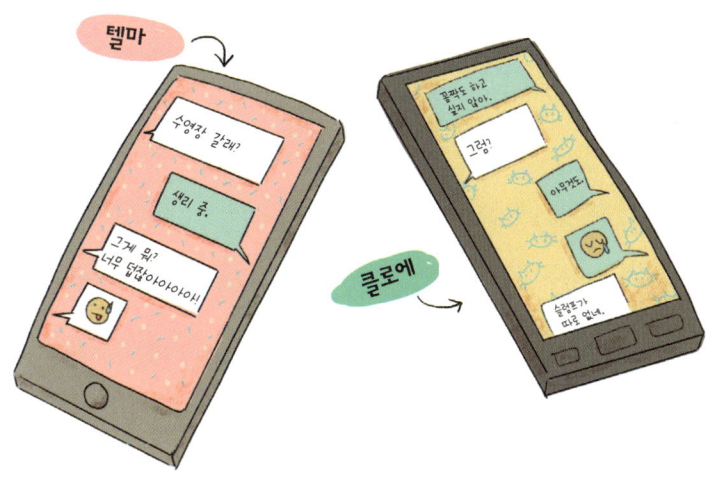

    얼마 전부터 가끔 말하기가 싫어지곤 해. 사실 이건 좀 걱정스러운 현상이야. 너도 알다시피 내가 세상에서 제일 좋아하는 게 말하는 거잖아. 쉬지 않고 말하는 거. 무엇에 관해서든, 어떤 방식으로든. 상대방에게 직접 말을 하거나, 전화 통화로나, 화상 통화로나, 메신저로나, 문을 사이에 두고서라도 말이야. 교실이건, 집이건, 도서관이건, 필요하다면 물속에서라도 상관없어.

    우리 오빠는 내가 신문 방송학을 공부하는 게 좋겠대. 나중에 라디오 방송국에서 일하면 아마 24시간 방송하는 〈클로에의 수다〉 프로그램을 진행할 수 있을 거라면서 말이야.

    하지만 요즘은 고독과 침묵이 필요할 때가 있어. 그럴 때 날 귀찮게 하면 기분이 나빠져. 오늘 아침엔 아침 식사 때마다 먹는 잼이 없어서 울음을 터뜨렸어.

먼저 식탁을 차리다가 의자에 무릎을 부딪치는 바람에 식탁보에 우유를 쏟았지. 그래서 전부 다 새로 차려야 했어. 그런데 이번엔 우유를 너무 뜨겁게 덥힌 바람에 전자레인지에서 꺼내다가 손가락을 데고 말았어. 그러고는 내가 좋아하는 귤 잼이 다 떨어졌다는 걸 알게 되었지. 난 울음을 터뜨렸어. 상상이 가니? 잼 때문에 울었다는 게? 알란 오빠는 도저히 믿을 수가 없다는 표정이었어.

"클로에, 너 요즘 정말 이상해. 특별 처방을 해 줘야 할까 봐."

"목숨이 아까우면 그런 짓 꿈도 꾸지 마."

내가 슬프거나, 짜증이 나거나, 하여간 뭐가 되었든 기분이 나쁠 때 우리 오빠는 '특별 처방'을 해 주고는 해. 날 눕혀서 꼼짝 못 하게 만든 다음, 내가 제발 그만하라고 애원할 때까지 내 배를 간지럼 태우는 거지. 싫다고 화를 내기는 하지만, 사실 그 순간에 대해서는 좋은 기억

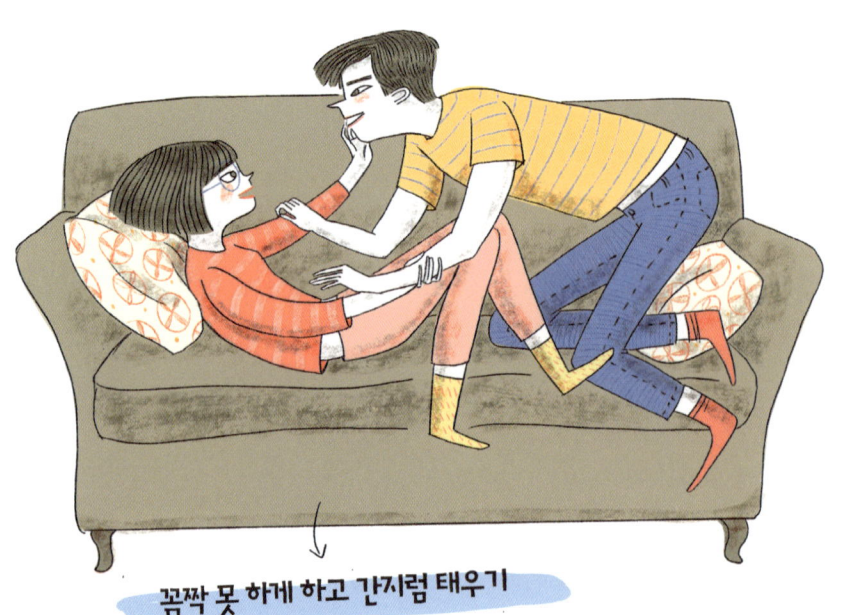

꼼짝 못 하게 하고 간지럼 태우기

을 가지고 있어. 처음엔 가까이 오지 못하게 도망 다니지만 말이야. 소파 뒤에 숨거나 쿠션을 방패처럼 휘두르다가, 결국에는 잡혀서 간지럼을 타고 웃음을 터뜨리고는 해.

하지만 지금은 아니야. 그런 놀이할 기분이 아니라고. 제발 날 좀 내버려 뒀으면 좋겠어. 그냥 소파에 웅크리고 앉아서 눈을 감고 이대로 사라져 버리고만 싶어.

내가 왜 이러는지 모르겠어. 난 원래 이렇지 않단 말이야. 이런 예상치 못한 혼란스러운 기분과 생리가 무슨 관련이 있는 건 아닐까? 나는 인터넷을 검색해 봤어. 사흘 동안 계속 기분이 이러더니 결국 어제 생리가 시작되었거든.

더 최악인 건 나쁜 의도가 아니라는 걸 분명 알면서도 누가 내게 무슨 말만 하면 엄청 화를 내면서 소리를 질러 댄다는 거야. 오빠가 말을 걸면 특히 더 그랬어. 불쌍한 오빠는 어리둥절해서 날 걱정했지.

"너 왜 그러는지 정말 모르겠다, 꼬맹아."

오빠는 날 '꼬맹이'라고 불러. 나보다 세 살 많은 데다가 키가 엄청 크거든.

"왜 까칠하게 구는 건데? 난 게임이나 하러 가야겠다."

난 그 말에 더 화가 나서 소리를 질러 버렸어.

"맘대로 해. 뭘 하든 내가 상관할 줄 알고? 저리 가 버려!"

내가 검색에서 찾아낸 건 '생리 전 증후군'이라는 개념이었어.

'생리 전 증후군(PMS: Premenstrual Syndrome)은 기분 변화가 극심해지고,

가슴 부분의 감각이 예민해지고, 특정 음식에 대한 식욕이 강해지는 것뿐만 아니라, 피로감, 짜증, 무기력감 등 징후와 증상이 아주 다양하다. 생리하는 여자들 네 명 중 한 명은 생리 전 증후군을 겪는다.'

어쩌면 이런 것 중 하나일까? 내가 읽은 글에 따르면 이런 증상들은 대부분 더 나이 먹었을 때, 그러니까 스무 살 무렵에 나타나는데 말이지. 엄마는 일하러 가셨어. 오빠는 이런 걸 물어볼 상대가 아니고. 난 너무나 외로웠어. 텔마는 메신저로 대화를 나눈 후 내게 화가 나 있는 것 같았어. 난 나쁜 친구야. 내가 어떻게 된 걸까? 온 세상 사람들 모두에게 화가 나.

오늘 오후에 아빠가 프랑스에서 오면 알란 오빠랑 같이 며칠간 휴가를 가자고 했어. 이것도 마찬가지야. 전에는 여름 이벤트라고 생각했던 일들이 이젠 날 슬프게 하고 골치 아프게 하는 일들로만 느껴져.

나는 지금 초민감 상태야. 우리 부모님은 오래전에 이혼하셨는데, 그런데도 난 아주 잘 지냈거든. 하지만 지금은 두 사람을 때려 주고 싶어. 우리 남매가 이렇게 살게 만들다니, 옳지 않아! 난 절대 결혼하지 않을 테야! 그런데 왜 내가 지금 이런 생각을 하면서 화내고 슬퍼하는 거지? 나중에 후회할 게 뻔한데.

그때 채팅방 알림 소리가 들렸어. 휴대 전화 화면을 들여다보고는 울고 싶어졌지. 나 정말 고장 났나 봐.

시스터, 이제 기분 좀 괜찮아졌어?

내 가엾은 친구는 이렇게 내 기분을 북돋아 주려고 애쓰는데, 난 모른 척하고 있었잖아.

아니. 정신 나간 생각이나 하고 있어.
문자 보내 줘서 고마워.
아이스크림 먹으러 갈까?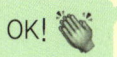
그러면 좀 좋아질 것도 같아.

그럴 땐 아이스크림이 최고야.
너희 집 문 앞에서 12시?

OK! 👏

레몬 아이스크림을 하나 먹고 나니 기분이 훨씬 나아졌어. 평소처럼 텔마와 엄청 많이 웃고 떠들었어. 텔마와 함께 있는 게 정말 좋은 이유는 우리 둘은 닮은 점이 많아서 말이 잘 통한다는 거야. 난 오늘 아침 일을 전부 다 텔마에게 말해 줬어.

"하하하! 나도 너랑 똑같아. 난 오늘 아침에 고양이 귀 머리띠를 못 찾아서 거의 미칠 것 같았어. 근데 막상 찾고 나니까 머리띠를 하기 싫은 거 있지?"

"하하하하하하! 아이고, 배야!"

그리고 나서 거리를 걷다가 원피스에 가격표를 그대로 매단 채 입고 나온 부인을 하나 보았지. 그리고 우리처럼 몸에 비해 머리가 큰 남자아이도 보았어. 우리는 그 사람들에게 대한 이야기를 꾸며 대기 시작했지. 그 부인은 일부러 가격표를 떼지 않은 거야. 옷을 살 돈이 없는 부인은 새 옷을 사서 한 번 입고 반품하거든. 또 머리가 큰 아이는 사실 외계인의 자손인데, 슈퍼 헤드로 지구 문제를 해결하도록 외계인들이 내려보낸 아이라고 말이야.

점심 먹을 즈음엔 난 다시 본래 모습을 되찾고 있었어. 오후에는 오빠랑 짐을 싸면서 보드게임을 가져갈까, 라켓을 가져갈까, 아니면 아무것도 가져가지 말까 의논했지. 이제는 작아진 옷을 다시 입어 보기도 하고 서로 간지럼을 태우기도 하면서 웃었어. 아빠가 왔을 때는 미워했던 마음은 온데간데없고, 보고 싶은 마음만 남아 있는 상태였어.

우린 프랑스어로 이야기를 나눴지만, 내가 번역해 줄게.

"클로에, 언제 이렇게 큰 거야? 아빠가 보르도에 네 애인 한 명 준비해 뒀어."

"됐거든? 사양하겠어."

"아니, 벌써 여기에 애인 생긴 거야? 어? 알란, 말해 봐. 네 동생 애인 생겼어?"

"말도 안 돼, 아빠. 누가 쟤를 참아 주겠어? 정말 못 봐 주겠다니까. 울다가 웃다가 도무지 갈피를 잡을 수가 없어."

그러면서 오빠가 덧붙였어.

"어쨌든 애인이 하나 있긴 있는 것 같아. 쟤를 참아 주는 사람이 딱 하나 있긴 해. 근데 여자야. 아빠도 알지? 텔마 말이야."

아빠가 가볍게 웃었어. 아빠는 늘 낮은 목소리로 말하고 가볍게 웃지. 하지만 진심이 느껴지는 웃음이야.

"알란, 내 생각에는 클로에가 사춘기 초기인 것 같다. 기분이 수시로 변하는 것만 봐도 분명히 맞아."

"난 안 그랬는데?"

"네 생각에 넌 안 그런 거 같지? 저번 크리스마스 때 열흘 동안 낡은 검정 티셔츠랑 모자 말고 다른 건 입지 않겠다고 고집을 부렸던 거 기억해 봐. 또 할아버지네 집에 홍합 냄새 난다고 안 가겠다고 버텼던 것도. 넌 내내 골을 내고 있었어."

"맞아!"

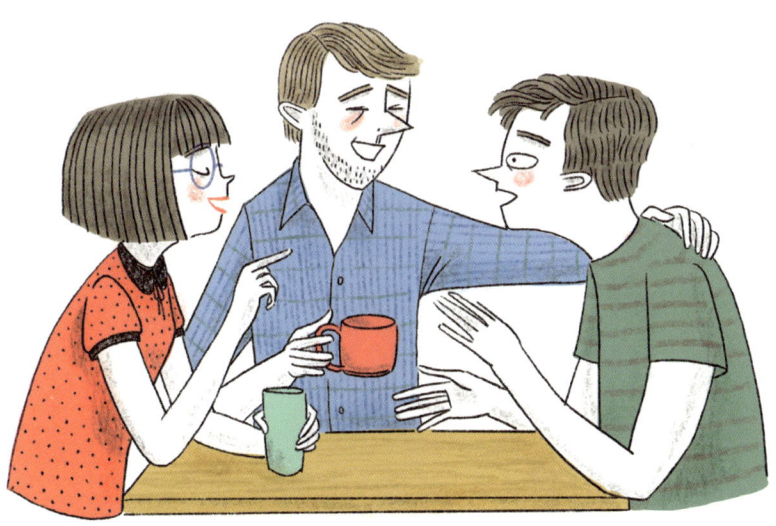

내가 갑자기 기억이 나서 덧붙였어.

"또 오빠가 우비가 후졌다고 안 입고 학교에 가서 흠뻑 젖어 버렸잖아. 감기 걸려서 한 달 동안 콜록거리고, 하하하하하! 근데 이제는 내가 그렇게 됐네?"

오빠도 엄청 이상하게 행동한 적이 있었어. 맞아. 꽤 여러 달 동안이었어. 그런데 지금은 우리가 그런 오빠에게 익숙해진 건지, 아니면 오빠 성격이 바뀐 건지 모르겠지만 좀 정신을 차린 것 같아. 하지만 1년 전만 해도 뭐든 귀찮아하고, 지겹다거나 슬프다거나 불공평하다며 투덜거렸지. 무슨 일에든 말이야. 집이 다 흔들릴 정도로 문을 쾅 닫곤 했어.

그때 일을 돌이켜보면서 우리는 많이 웃었어. 그리고 지금 내 증상이 그때 오빠의 모습과 하나도 다를 게 없다는 걸 깨달았지. 난 지금 사춘기 초기이고 생리 전 증후군을 앓고 있는 게 틀림없어. '초기'나 '전' 자가 떨어져 나가고 본격적으로 사춘기에, 생리에 들어서면 어떻게 될지 모르겠어. 그때가 되면 내가 또 전부 이야기해 줄게.

이런 문제에 대해 이것저것 읽어 보다가 여자아이들이 조금이라도 화를 낼라치면 상대방이 "이런! 생리 중인가 봐."라고 말한다는 걸 알게 되었어. 마치 우리가 기분이 나쁜 이유는 오로지 생리 하나라는 듯이, 또는 우리가 생리할 때 일시적으로 정신이 이상해진다는 듯이 말이야. 그건 마치 화를 내는 남자아이는 무조건 폭력을 휘두를 가능성이 있다고 말하는 것과 같은 거야. 그렇게 비논리적으로 말하는 거, 정말 너무 불공정한 거 아니니?

이런 일을 겪을 때 우리는 단호하게 대답할 준비가 되어 있어야 해.

"내가 생리 중이건 아니건, 그것과는 별개로 난 구체적으로 이 점에 대해 화가 나. 어떤 상황에서라도 난 이 문제에 대해 지금과 똑같이 화가 날 거야."

그러고는 "그럼, 이만." 하면서 당당하게 가 버리는 거지.

생리 전 증후군이 실제로 존재하고, 그래서 더 쉽게 화가 나고 예민해지는 건 사실이야. 하지만 생리 전 증후군이 있다고 해서 행동을 조절하지 못한다거나 현실을 제대로 인식하지 못하는 건 아니잖아.

만일 네가 나나 텔마처럼 좀 이상해진 것 같고 기분이 수시로 바뀐다고 해도 걱정하지 마. 모두가 다 겪는 문제야. 다음 페이지에서 이 문제에 대해 더 이야기해 줄게.

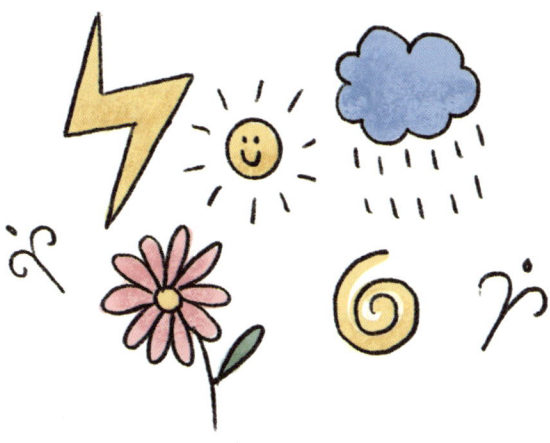

생리 전 증후군이란?

사춘기는 감당하기 어려운 변화를 겪는 시기야. 이때 여자아이들의 경우 자신이 특별히 예민한 것 같다고 느끼는 날이 있을 거야. 그럴 때 "아, 생리 전 증후군이구나? 안녕?" 하면서 인사를 나누도록 해.

여자는 대부분 생리 주기 동안 불쾌한 증상을 경험해. 아주 심각한 사람도 있지만, 보통은 짧은 기간 지속할 뿐이고 일상 생활에는 지장이 없어. 이런 증상은 생리 주기의 후반부, 대략 14일 차에 나타나서 생리가 시작되면 사라지는 게 일반적이야.

생리 전 증후군의 정확한 원인은 밝혀지지 않았어. 호르몬 변화 때문일 수도 있고 사회적, 문화적 또는 심리적 요인과 관련이 있을 수도 있어. 20세 이후, 또 아이를 출산한 경험이 있으면 더 자주 증상이 나타나. 그렇지만 너도 아주 가볍게라도 이런 증상을 느낄 수도 있어.

- 네가 겪는 생리전 증후군 증상을 몇 달 동안 잘 적어 두면 좋아. 얼마나 자주 그런 증세를 겪는지, 또 얼마나 심각한지, 언제 시작되고 얼마나 지속하는지 파악하는 데 도움이 될 거야.

- 가스가 차거나 붓는 느낌
- 가슴이 부풀어 오르거나 예민해지는 느낌
- 변비나 설사
- 특정 음식, 특히 단 음식에 대한 식욕
- 두통
- 피로감
- 심해지는 감정 기복
- 화내는 일 증가

바나나를 먹어 봐!

- 바나나에는 생리통을 가라앉히는 건강에 좋은 영양소가 있어.
- 뇌에서 세로토닌 호르몬이 분비되어 기분이 좋아져.
- 노랗게 잘 익은 바나나는 변비를 없애는 데 효과가 좋아.

- 일시적인 체중 증가
- 성욕 감퇴
- 심한 복통, 생리통

다시 한번 말할게. 생리 전 증후군이 있더라도 네 생활은 계속될 거야.
만일 생리 전 증후군으로 정상적인 생활 리듬에 영향을 받는다면 진찰을 받아 보도록 해. 영양 보충제를 복용하거나 호르몬 치료를 받아야 할지도 모르니까.
생활 습관이나 생활 방식이 생리 전 증후군을 완화하는 데 도움이 될 수도 있어. 일주일에 두세 번 정도의 규칙적인 운동, 통곡물과 과일, 채소가 풍부한 균형 잡힌 식단, 충분한 휴식이 좋다는 건 말할 필요도 없겠지?

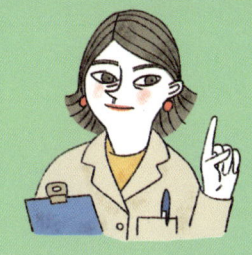

의사 선생님의 한마디!

생리 전 증후군으로 인해 정상적인 생활이 불가능하다면 진찰받을 것을 권합니다. 체액의 이상 정체를 막기 위해 이뇨제를 처방받을 수도 있고, 통증 완화를 위한 소염제, 배란을 막기 위한 경구용 피임약 또는 비타민 B6나 칼슘, 마그네슘 등의 영양 보충제 섭취를 처방받을 수도 있습니다.

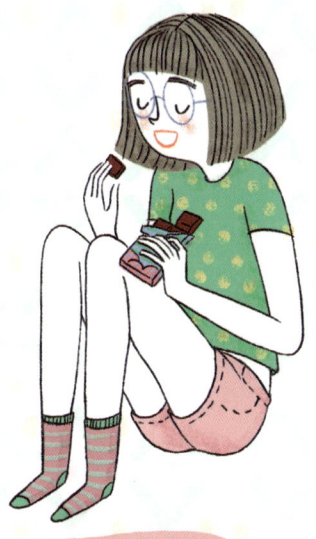

다른 여자들은 어떨까?

쉽게 화가 나는 날이면 이제 곧 생리가 시작될 거라는 걸 알죠.
- 앙헬라, 32세

내 동생은 생리 전 증후군 증세가 전혀 없어요.
- 아드리아나, 32세

상태가 너무 나빠서 수업에 빠진 적도 있어요.
- 테레사, 17세

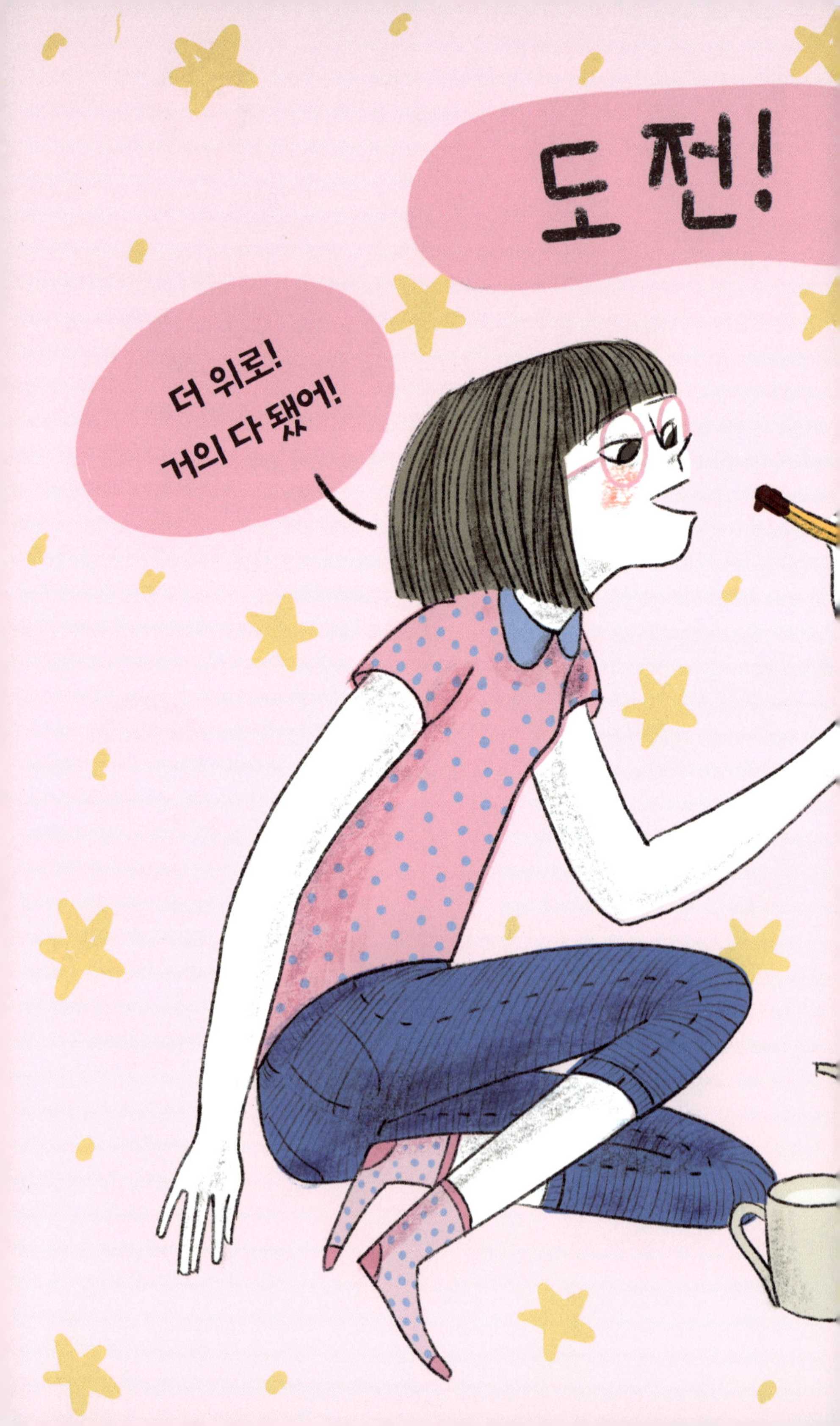
도전!
더 위로!
거의 다 됐어!

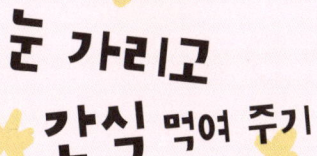
눈 가리고 간식 먹여 주기

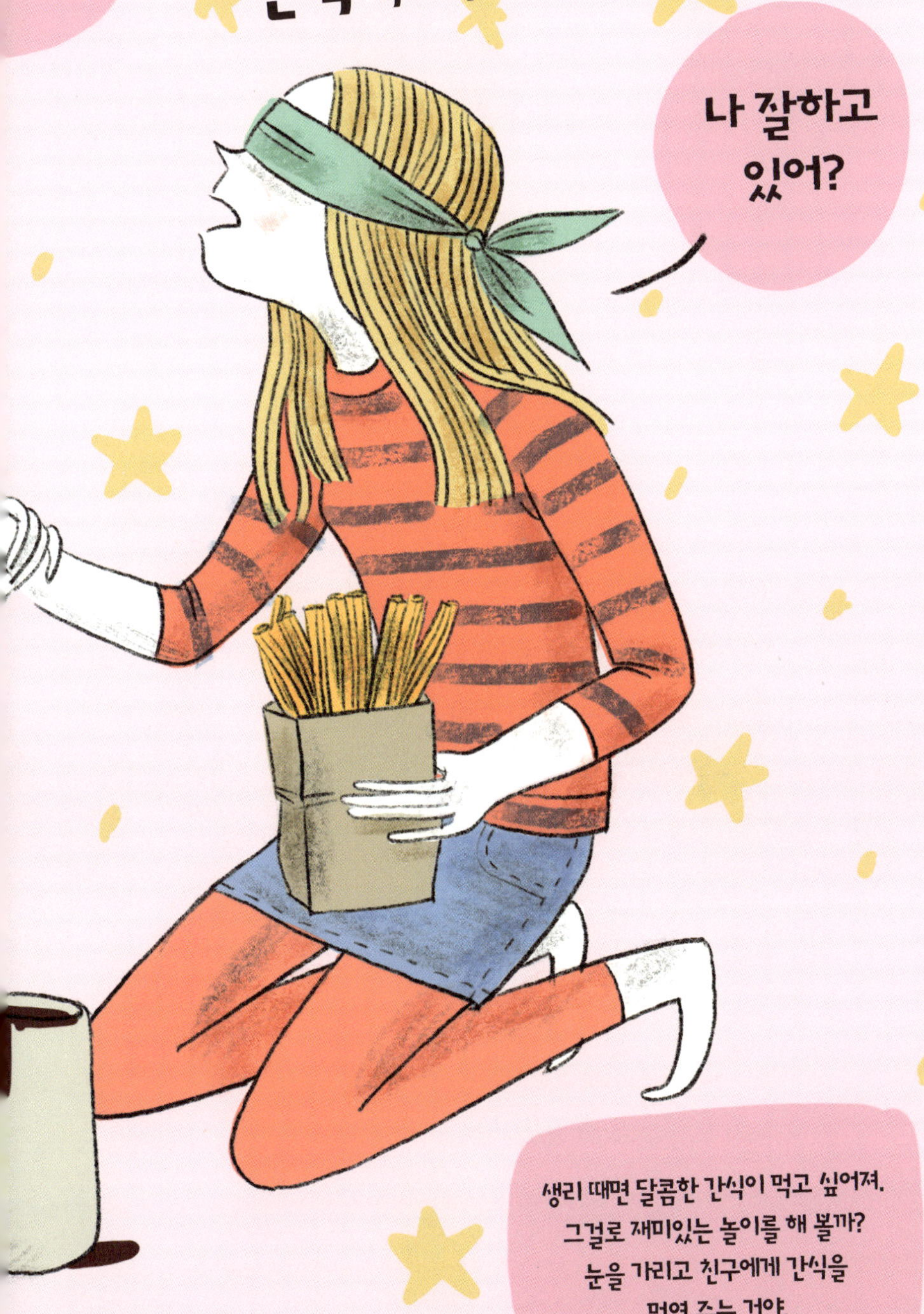

나 잘하고 있어?

생리 때면 달콤한 간식이 먹고 싶어져. 그걸로 재미있는 놀이를 해 볼까? 눈을 가리고 친구에게 간식을 먹여 주는 거야.

9월

새로운 친구

방학이 끝났어. 몸을 질질 끌고 학교에 갔지. 머리가 어깨보다 앞으로 나오고, 발보다 훨씬 더 앞으로 나온 그런 상태 알아?

나와 텔마는 바로 그런 상태로 개학 첫날 학교로 향했단다. 가는 길 내내 투덜거렸지만, 실제로 기분은 나쁘지 않았어. 오히려 즐거웠지. 새 학기를 시작한다는 건 새하얀 빈 공책을 우리의 모험으로 채워 가는 것과 같으니말이야.

교실에 갔더니 전학 온 아이가 둘 있었어. 여자아이 하나, 남자아이 하나. 그런데 그 남자아이가 말이야, 올림포스의 신이 책상 앞에 앉아 있는 것처럼 너어어어어어어무 잘생긴 거 있지? 키도 적당히 크고, 좀 말랐는데 약하다는 느낌은 없고, 머리칼은 밝은 갈색이었어. 약간 긴 머리가 무심하게 헝클어져 있는데 뭐랄까, 아주 잘 의도된 꾸민 듯 안 꾸민 거 같은 그런 느낌이랄까? 하여간 그랬어. 교실에 들어갔을 때 난 걔 눈을 똑바로 바라볼 수가 없었어. 하지만 속으로 기도했지.

'파란 눈이기를. 초록색 눈이라면 더할 나위 없이 완벽할 텐데……'

이렇게 속으로 중얼거리면서 말이야.

텔마에게도 그렇게 말했어.

"만약 저 애 눈이 초록색이면 나 쟤랑 결혼할 거야."

"응? 뭐라고? 누구랑?"

"새로 온 애지, 누구겠어. 너무 잘생기지 않았니?"

"글쎄, 그런가? 여기서 봤을 땐 잘 모르겠는데……."

"또, 또, 또 김 뺀다. 분명 가까이서 보면 더 잘생겼을 거야. 두고 보라고."

"그럼 그렇겠지, 왜 아니겠어."

난 텔마를 이해할 수가 없어. 이성에 대해 전혀 관심이 없어. 가끔은 혹시 여자를 좋아하는 게 아닐까 생각된다니까. 그런데 여자애들에게도 별 관심이 없는 것 같아. 혹시 무성애자일까? 그런 생각이 들자마자 텔마의 귀에 속삭였지.

"너 혹시 무성애자이니?"

"너 그렇게까지 멍청이야?"

"그러면 넌 왜 마음에 드는 남자애가 하나도 없어? 그렇다고 여자애를 좋아하는 것도 아니고."

"근데 넌 둘 다 좋아하고."

"아니, 난 여자애는 좋아하지 않아."

"나한텐 여자나 남자나 다 똑같아. 그리고 왜 내가 누군가를 좋아해야만 하는데? 난 너도 그다지 좋아하지 않아."

이러면서 눈을 찡긋해 보이며 혀를 날름 내밀더라고. 그리고 우리는

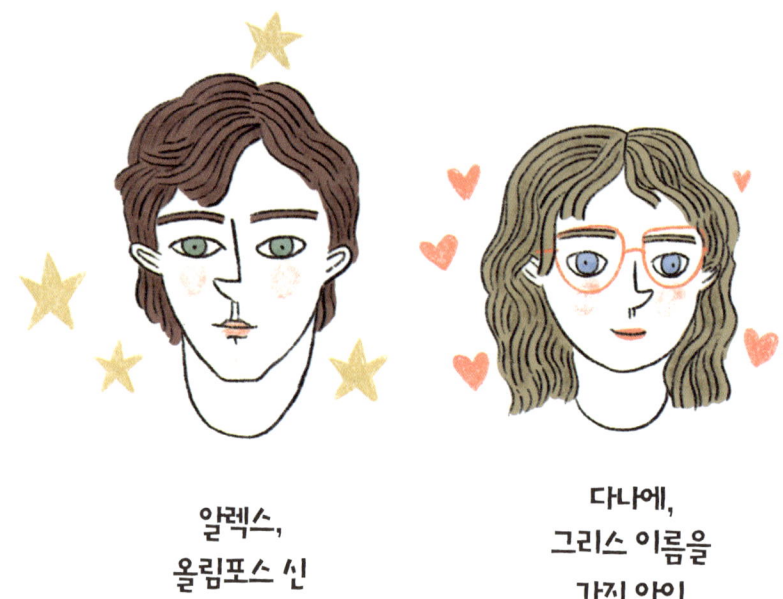

**알렉스,
올림포스 신**

**다나에,
그리스 이름을
가진 아이**

그만 입을 다물어야 했어. 안 그러면 첫날 첫 수업부터 쫓겨날 테니까. 입을 다물고 있었더니 확실히 좋은 점이 있었어. 두 줄 앞에 앉아 있는 올림포스 신의 이름이 '알렉스'라는 걸 알게 되었거든. 그리고 새로 온 여자애 이름이 '다나에'라는 것도 말이야. 참 예쁜 이름이지?

   3교시는 체육이었어. 보통은 내가 아주 좋아하는 수업이지. 난 달리기랑 기어오르기, 수영, 높이뛰기 등등 하여간 몸을 움직이는 건 다 좋아하거든. 그런데 요즘 들어서 생리 중에 체육 수업을 하는 게 가끔은 불편하다는 걸 깨닫게 되었어. 지난번 캠핑처럼 말이야. 이제 조금씩 익숙해지고 있고, 또 몸을 많이 움직여야 하는 날에는 탐폰을 쓰는데도 그래.

   물구나무서기도 해야 하고, 백 브리지도, 농구도 해야 하고, 게다가 아주 잘해야 하고……. 난 생리 같은 것 때문에 내 운동 능력이 떨어지는 게 정말 짜증 나. 프로 선수들은 생리 주기를 조절하려고 피임약을 처방받기도 한다더라고. 생리의 영향을 덜 받으려고 단백질과 채소가 풍부한 식단을 따르기도 하고. 훈련과 경기에 맞춰 생리 주기를 조절하는 것은 분명 까다로운 일일 거야. 이렇게 하는 것도 충분히 이해해. 경기에 나가야 하는데, 내가 캠핑 갔을 때처럼 생리혈이 펑펑 쏟아진다고 생각해 봐.

하여간 때가 돼서 탐폰을 갈려고 탈의실로 갔는데, 거기에 다나에가 있었어. 그런데 울고 있더라고. 난 누군가 슬퍼하거나 문제가 있는 걸 보면 그냥 지나치지 못해. 텔마는 가끔은 모른 척 지나치기도 해야 한다고 해. 상대방이 도움을 원하지 않을 수도 있고, 도와주겠다고 고집을 부리는 게 오히려 그 사람을 더 힘들게 할 수도 있다고 하지만, 그렇지만…….

"왜 그래? 어디 아파? 도와줄까? 외롭니? 당연하지, 첫날이잖아. 걱정하지 마."

내 문제가 이거야. 다른 사람이 말할 시간을 주지 않는다는 거. 난 물어볼 게 너무 많거든.

다나에가 안경 너머 그 커다란 눈으로 날 바라보며 미소를 지었어. 진짜 눈이 저렇게 큰 걸까, 아니면 안경 렌즈 효과일까 잠시 궁금해졌지. 그걸 알게 되는 데 오랜 시간이 걸리지는 않았어. 그 애가 눈물을 닦느라고 안경을 벗었거든.

그런데 눈이 정말로 컸어. 파란 두 눈이 너무 예쁘더라고. 동그랗고 작은 얼굴이 정말 예쁜 아이였어. 그 애를 꼭 안아 주고 싶은 마음이 생기는 거야. 그래서…… 안아 줬어.

"예전 학교가 너무 그리워. 친구들도. 모든 게 어색해. 너희는 서로 다 아는 사이이고, 벌써 다 같이 노는 무리가 있는데……."

아이, 내가 또 이런 건 그냥 보고 있을 수가 없잖아. 충분히 이해해. 너무 공감이 가고. 결국 그날 마지막 수업이 끝나기 전에 나랑 다나에 는 아주 친한 친구가 되었어. 아니, 나랑 다나에랑 텔마랑. 왜냐하면 나랑 텔마는 나눠질 수 없는 한 몸 같은 사이니까. 우리는 항상 함께 가는 한 세트, 그러니까 코코아 가루와 우유, 잼과 버터, 또……. 하여

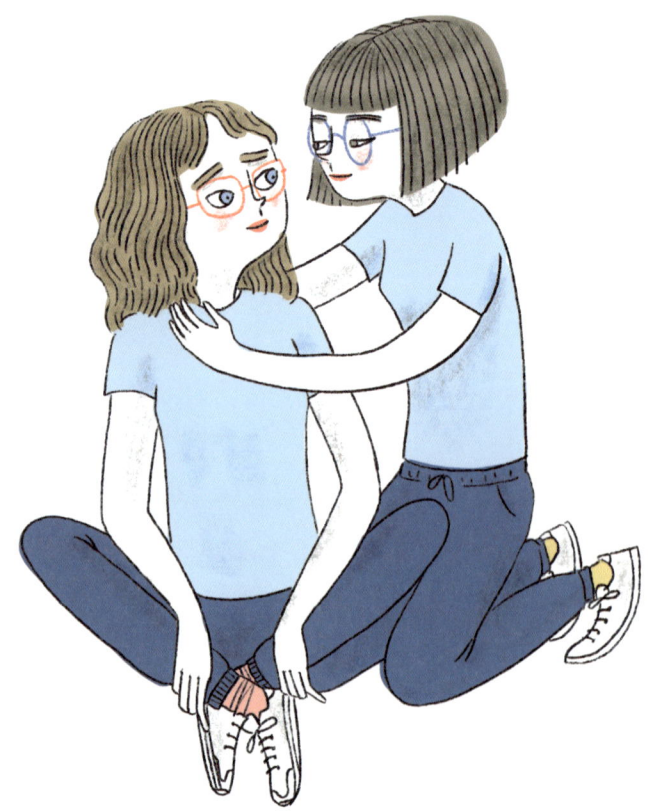

간 내 말 이해했지?

　셋이서 수다를 떨면서 교문을 나서는데 알렉스가 우리 옆을 지나면서 "안녕!" 하고 인사를 했어. 난 또 참지 못하고 이렇게 말했지.

　"너어어어어무 귀여워. 그렇지 않니, 다나에?"

　"글쎄, 난 남자애들은 잘 모르겠어."

　"그게 무슨 말이야?"

　"난 여자애들이 더 좋아. 남자애들은 좀 무서워. 여자애들이랑 있는 게 훨씬 편안해."

　"얘는······. 그건 나도 그래."

　내가 대답했지.

　"그렇지만 그게 내가 여자애들을 더 좋아한다는 말일까? 아니면 내가 여자애들도 좋아하고, 남자애들도 좋아한다는 말일까?"

　텔마가 눈을 흘겼어. 텔마는 이런 이야기를 지겨워해.

　"아까 이야기하던 주제로 다시 돌아가지 않을래? 너희는 〈어벤져스〉에서 누가 제일 좋아? 난 가모라 다음으로는 드랙스야."

　하지만 나랑 다나에는 성적 취향의 차이, 남자애랑 여자애를 동시에 좋아하는 게 걱정할 일인가 하는 문제, 남자애랑 단둘이 있을 때와 여자애랑 단둘이 있을 때 느낌이 어떻게 다른가, 이런 주제가 더 흥미로웠어.

　사실 우리는 그 점에 대해 궁금한 게 많아. 그래서 우리보다 나이가 많은 사람들, 그런 분야의 전문가들에게 물어보았어.

성적 지향은 다양해!

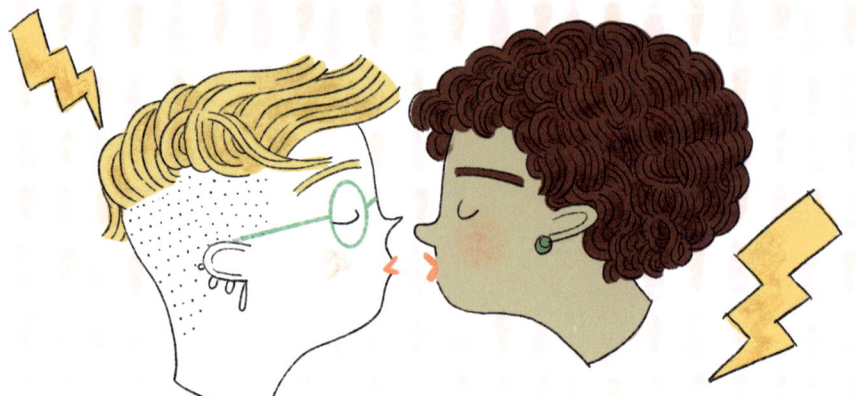

- **간성**: 남성과 여성, 양성의 성적 특징을 모두 가지고 태어난 사람. '인터섹스'라고도 불러.

- **젠더플루이드**: 한 가지 성별만 가지고 있는 것이 아니라, 다양한 성별을 오가는 사람.
- **퀴어**: 동성애자, 양성애자, 무성애자 등 성적 소수자를 이르는 말.

얼마 전까지만 해도 '성적 지향'이라고 하면 이성애, 동성애 이렇게 두 가지만 있는 것으로 아는 사람이 많았어. 이미 알고 있겠지만 이성애는 다른 성별을 가진 사람에게 끌리는 것, 다시 말해서 남자와 여자 간의 사랑 관계를 말하는 거야. 동성애는 같은 성별을 가진 사람에게 끌리는 것, 그러니까 남자와 남자 사이, 아니면 여자와 여자 사이의 사랑 관계를 말하는 거야.

이런 것 이외에도 우리의 행동을 정의하는 잣대는 다양해. 우리가 그동안 깊이 생각하지 않았거나 또는 이야기하기를 꺼려 왔던 것뿐이지. 이 문제는 아주 복잡하지만, 간략하게 요약해 볼게.

먼저 생물학적 성, 성 정체성, 성적 역할, 성적 지향 등이 어떻게 다른지 살펴보자.

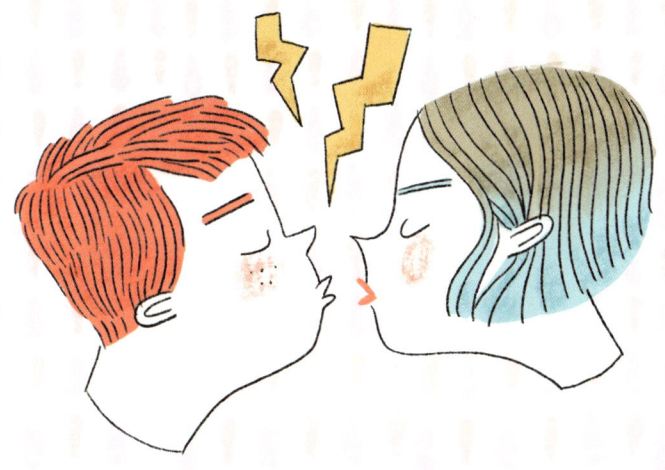

- **생물학적 성:** 태어날 때부터 염색체, 신체 내·외부 생식기, 뇌의 신경계와 내분비계 구조에 의해 주어진 성이야.

- **성 정체성:** 자신의 성에 대한 자각이나 인식을 뜻해. 생물학적 성과 일치하는 경우도 있고, 그렇지 않은 경우도 있어.
  자신의 성 정체성이 생물학적 성과 일치하는 경우, 태어날 때 부여받은 남성, 또는 여성에 자신이 속한다고 확신하게 돼.
  '성별 불쾌감'은 자신이 생물학적 성과는 다른 성 정체성을 가지고 있을 때, 다시 말하면 생물학적으로는 여성인데 본인이 남성이라고 느낄 때, 또는 그 반대일 때 생겨나는 감정적 상태를 말하는 거야. 생물학적 성과 자신이 느끼는 성별이 다른 사람들을 '트랜스젠더'라고 불러. 의료적 조치를 통해 성별을 바꾸거나 바꾸기를 희망하는 사람들을 '트랜스섹슈얼'이라고 하지.

다른 여자들은 어떨까?

> 우리 오빠는 게이예요.
> 나는 이성애자이고요.
> - 수사나, 32세

> 나의 성적 지향은
> 아주 확실해요.
> 난 남자가 좋아요!
> - 에디스, 47세

> 난 아무런 결정도
> 내리지 않겠어요.
> 내가 이상한가요?
> - 아란사, 21세

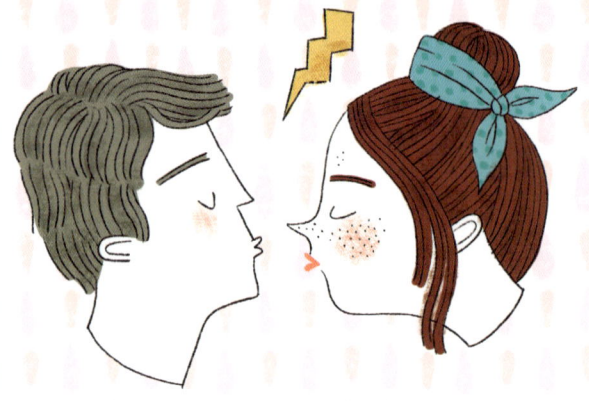

- **성 역할:** 한 사람이 사회를 향해 자신이 여성인지 또는 남성인지 드러내는 행동 유형. 보통 생물학적 성, 성 정체성과 일치하는 경우가 많아.

- **성적 지향:** 한 사람이 다른 사람에게 느끼는 성적, 감정적 끌림. 그러니까 우리가 어떤 성에게 끌리느냐 하는 문제야.
  - 이성애: 자신과 다른 성에게 끌리는 것.
  - 동성애: 자신과 같은 성에게 끌리는 것. 남자가 남자에게 끌리면 '게이'라고 하고, 여자가 여자에게 끌리면 '레즈비언'이라고 해.
  - 양성애: 양쪽 모두에게 끌리는 것.

자신의 성적 지향을 의식하게 되는 것은 보통 9~10세인데, 좀 늦어지는 경우도 있어. 중요한 것은 강요에 따라, 또는 다른 사람들이 일반적 규범이라고 생각하는 것에 따라 너 자신을 정의하지 말고, 편안한 상태에서 너의 성적 지향을 찾아야 한다는 거야.

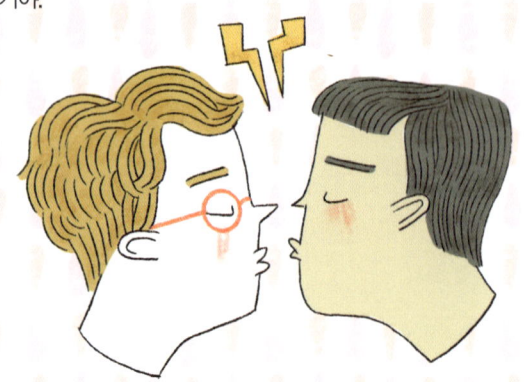

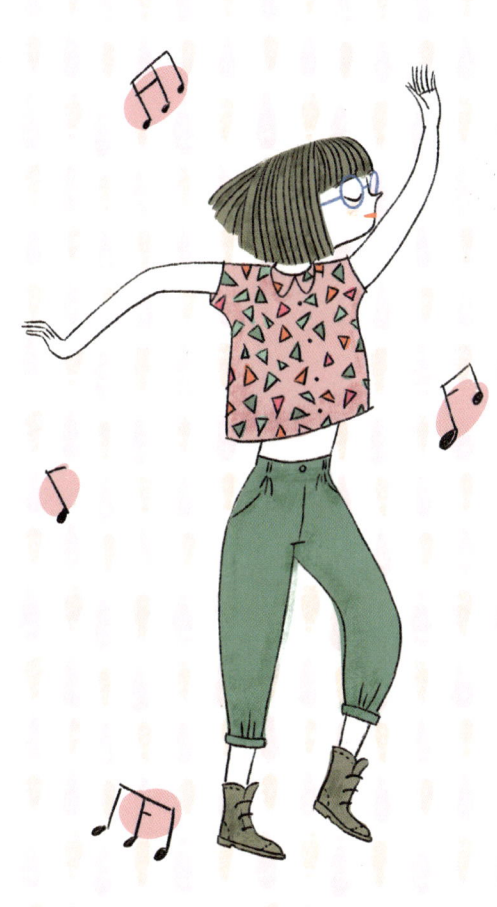

10월
생리를 해서 좋은 점?

무슨 말을 해 주면 좋겠니? 이 부분을 비워 둘까도 생각했었어. 지금 당장은 생리를 해서 좋은 점, 긍정적인 점이 정말 하나도 떠오르지 않거든.

그래서 나랑 텔마, 다나에는 앞으로 어떻게 되면 좋겠는지에 대한 우리 생각을 목록으로 만들었어. 그래, 알아. 이 상태가 바뀌는 건 불가능하다는 거. 하지만 우린 뭐든 목록으로 만드는 걸 좋아하기 때문에 엄청 재밌는 일이라고 생각했어. 너도 친구들이나 언니, 동생 아니면 엄마나 이모, 고모, 하여간 여자들이랑 해 보면 좋을 거야. 여자가 아니면 알 수 없는 일들이잖아.

우리는 적어도 얼마 동안은 깔깔 웃어 대면서 동시에 우리 자신을 객관화할 수 있었어. 이게 우리가 만든 목록이야.

1. 생리는 스무 살부터 하게 되면 좋겠어.

이렇게 시계처럼 복잡하고도 완벽하게 작동되는 시스템이라면 생리를 지금처럼 빨리 시작하는 건 우리 몸의 정말 중대한 실수라고 생각

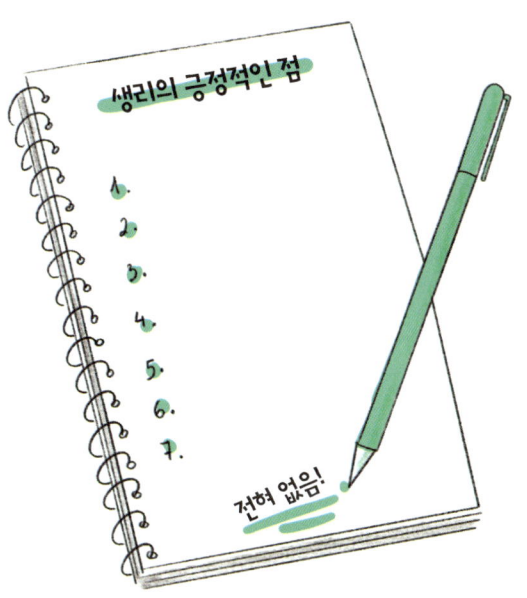

해. 그래서 스무 살부터 하면 좋겠다고 생각했지. 이것도 엄청 봐준 거야. 스무 살도 되기 전에, 그렇게 일찍 엄마가 되고 싶은 여자애는 별로 없잖아. 안 그래?

우리는 이 점에 대해 투표를 해 봤는데, 심지어는 서른 살 즈음에 생리를 시작하는 게 좋겠다는 의견이 다수였어. 대부분 서른 살에서 마흔 살 사이에 아이를 갖는다면 뭐 때문에 그 전부터 생리 때문에 고통을 받아야 해? 물론 이것도 아이를 갖게 될 경우에 해당되는 이야기지만 말이야.

2. 생리 기간이 더 짧아야 해.

달마다 5~6일씩이나 생리를 하는 건 정말로 너무 잔인해. 하루 생리하고 "안녕!" 하면 좋겠어. 생각해 봐. 날짜가 적은 달에는 그야말로 생리하는 날의 비율이 너무나 높아지는 거야. 게다가 생리 전 사흘간 상태가 좋지 못한 것까지 따지면 거의 9일 동안이라고! 이건 너무 불공평해. 특히 3번에서 이야기할 부분까지 고려해 본다면……

3. 남자아이도 생리를 해야 해.

2번에 이어서 말해 보자면 남자애들은 한 달에 며칠씩 생리랑 비스름한 갈색 뭐 그런 게 나오지 않는다는 건 누가 봐도 명백하게 불공평한 일이야. 적어도 자기도 모르게 바지에 오줌을 싸는 일이 있어서 기저귀를 차야 한다든지, 방귀가 도저히 멈추질 않는다든지, 겨드랑이 냄새가 너무 심해서 데오도란트를 수시로 뿌려 대지 않으면 도저히 참을 수가 없다든지, 그래야 하는 거 아냐?

그렇게 된다면 우리 여자아이들의 문제에 훨씬 더 공감하고, 우리를 잘 이해할 수 있을 텐데 말이야.

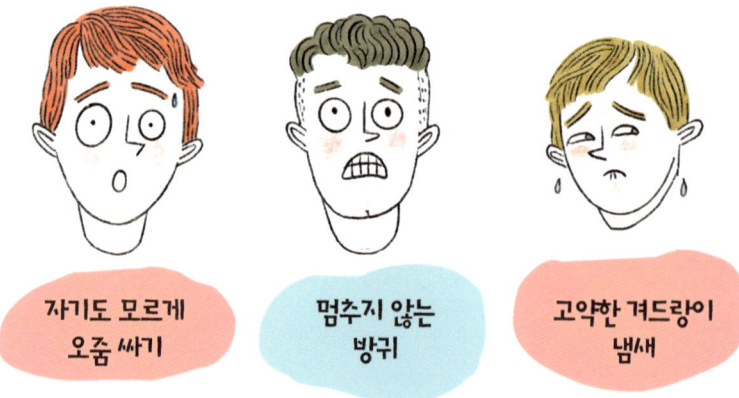

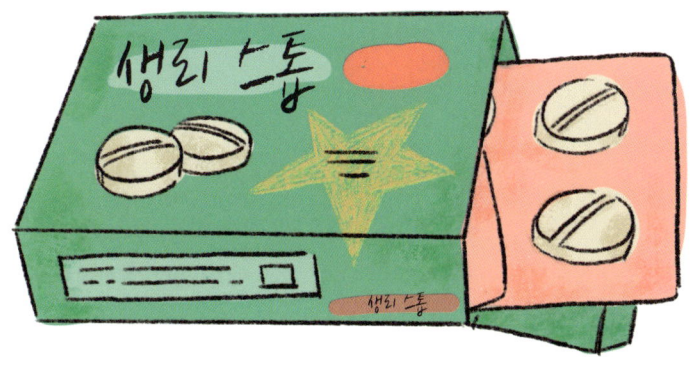

4. 생리를 멈추는 알약이 있어야 해.

생각해 봐. 과학이 얼마나 눈부시게 발전했느냐 말이지. 독감 백신도 있고, 뇌의 명령을 받으면 그대로 움직이는 로봇 팔, 로봇 다리도 있고, 심장에 눈곱만 한 조각을 집어넣어 심장 수술을 할 수도 있고, 충치가 생기면 어금니를 메꿀 수도 있어. 심지어는 성별을 바꿀 수도 있다고!

그런데 아무도, 정말로 어떤 과학자도 생식 기능에 나쁜 영향을 주거나 몸의 기능을 해치지 않으면서도 우리를 생리로부터 자유롭게 하는 뭔가를 발명하지 않았다는 게 말이 돼? 있을 수 없는 일이잖아? 여자들에 대항하는 무슨 음모, 이런 거 아닐까?

이 점에 관해서는 물론 어처구니없는 의견이 있기도 해. 생리대와 탐폰 제조업자들이 싫어해서라는 말도 있지.

5. 생리 날이 즐거워지도록 단기간이라도 혜택이 있어야 해.

예를 들어 생리하는 날은 치아가 아주 하얗게 된다면 정말 근사하지 않을까? 아니면 그날은 눈동자가 파란색이 된다든지? 머리카락이 엄청나게 자라고 머릿결이 찰랑찰랑 물결친다면? 아니면 이 모든 게 한꺼번에 다 일어난다면? 투명 인간이 된다든지, 슈퍼 탄력성을 가지게 된다든지, 슈퍼파워를 갖게 된다면 그야말로 최고지! 신나서 이런 말이 절로 나오도록 말이야. "이봐! 내가 지금 피를 흘리기는 해도, 진짜 끝내주게 멋지지 않아?"

하지만 실제로는 정반대잖아. 축 처지고 기운이 빠지고 의기소침하기 십상이지. 온몸이 아프고 뾰루지도 나고……. 도무지 생리를 좋아할 수가 없잖아.

너도 우리 의견에 전적으로 동의할 거라고 생각해. 그리고 이런 바람이 현실이 되는 일은 절대 없을 거라는 건 너와 우리, 나아가 세계 모든 여성이 알고 있지. 인간 진화의 어느 단계에서 우리가 사이보그로 변하지 않는 이상은 말이야.

그래서 이번 장을 그냥 비워 둘까도 생각했던 거야. 혹시 너나 네 친구에게 생리를 해서 좋은 점이 떠오를 때를 대비해서 여기에 자리를 비워 둘게. 부디 우리를 깜짝 놀라게 할 아이디어가 나오기를…….

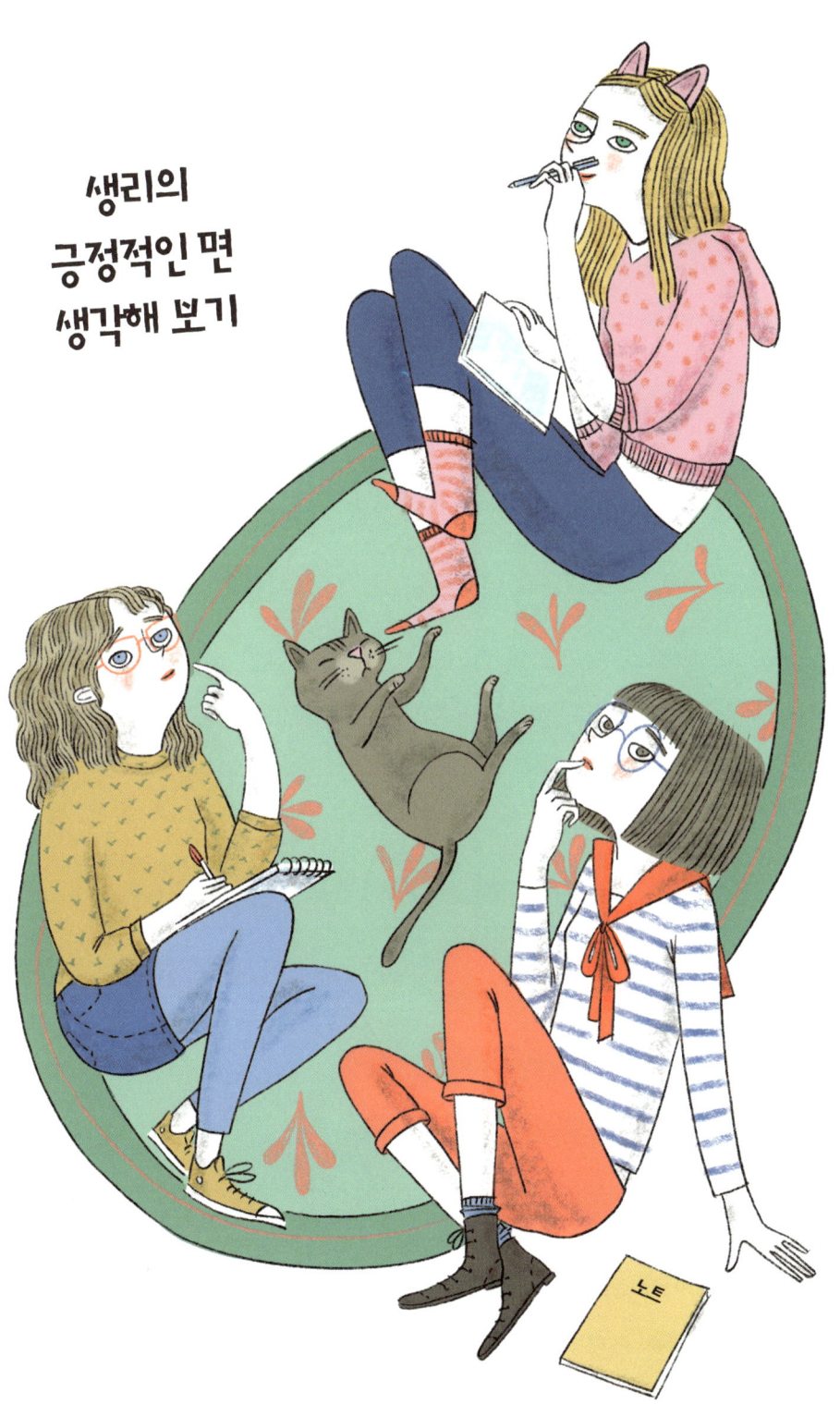

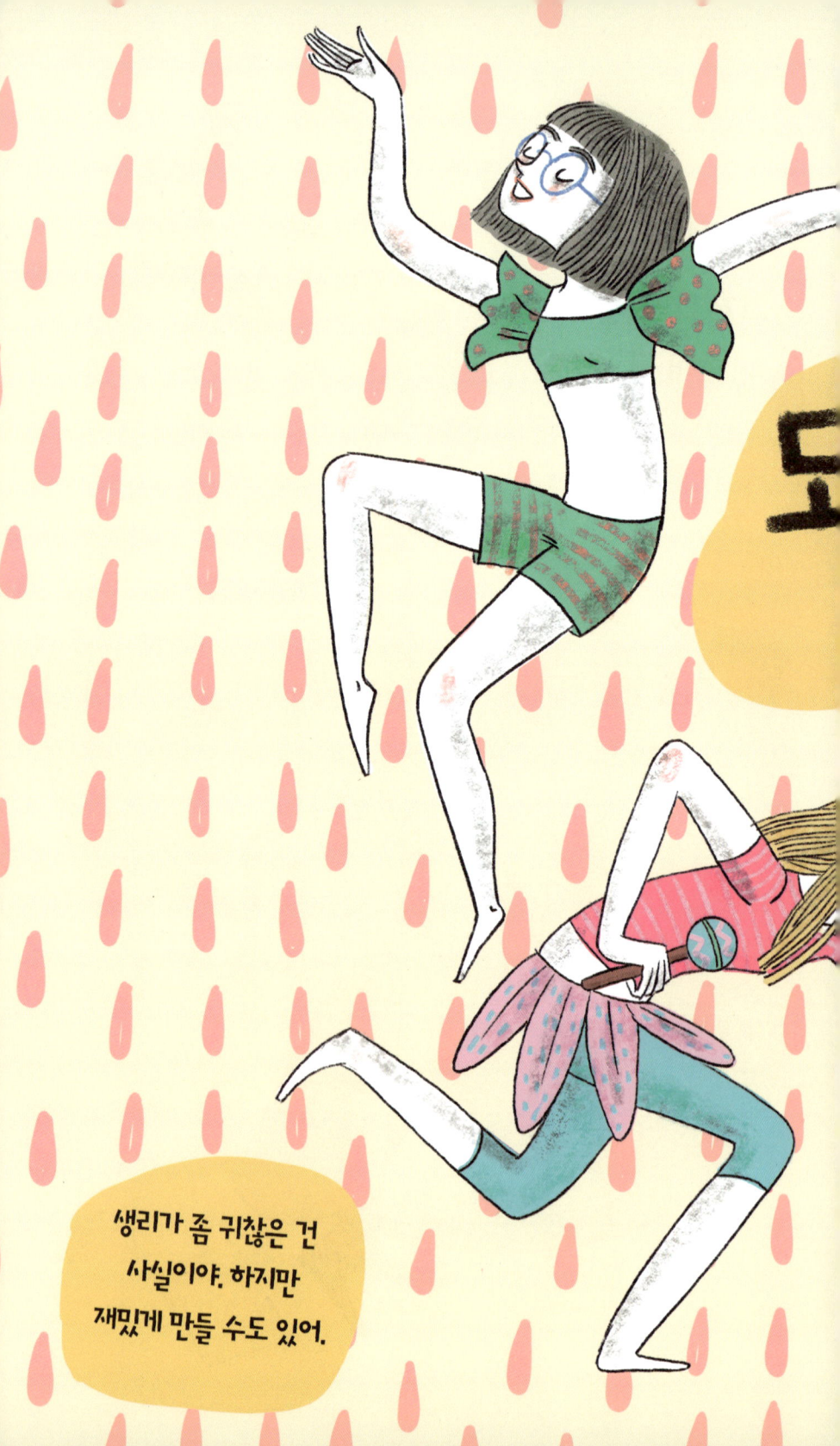

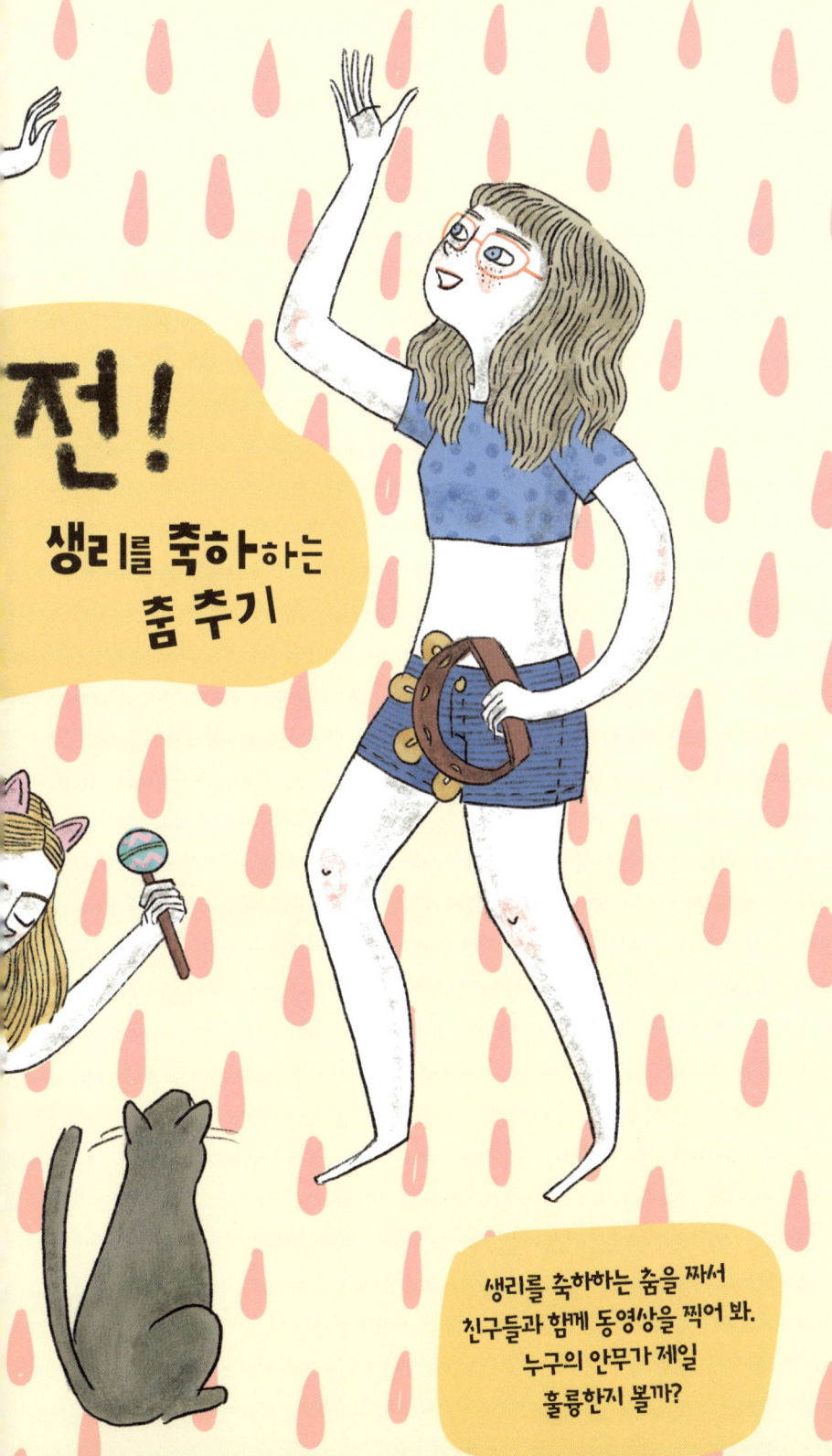

11월
나의 가족

가족이란 뭘까? 아빠, 엄마, 아이들이 함께 살면서 서로 돌봐주는 것? 그렇게 딱 정해진 그 무엇일까? 나는 우연히도 이혼 가정에서 자라게 되었어. 정확히 말하면 분리된 가정, 아니 더 정확히는 둘로 늘어난 가정이라고 할 수 있겠지.

우리 부모님은 2년 전, 그러니까 내가 열한 살 때 이혼했어. 그때 일을 기억해 보면 좀 이상한 기분이 들어. 하지만 그렇게 비극적이지는 않았어. 그냥 어느 날 부모님이 우리를 거실에 불러 모아서, 나랑 오빠는 엄마랑 여기서 살게 될 거고, 아빠는 프랑스로 돌아간다고 말했지. 부모님은 우리에게 1년 중 얼마간은 엄마랑 스페인에서 살고, 또 얼마간은 프랑스에서 아빠랑 살게 될 거라고 했어. 그렇게 서로 다른 두 세계에서 사는 게 인생을 멋지고 풍요롭게 해 줄 거라고 말했지.

오빠의 반응은 확실히 나보다는 좋지 않았어. 앞에서도 이야기했지만 부모님에게, 또 가끔은 나에게 자주 화를 내고, 슬퍼하고 그런 때였거든.

다행인 건 모든 일은 다 지나가기 마련이라는 거야. 다 정리되고 안정이 찾아왔어. 모두에게 엄청난 변화를 몰고 온 그 시기가 지난 후 또 다른 삶이 시작되었어. 더 낫다고도, 더 나쁘다고도 할 수 없는 그냥 다른 삶이 말이야.

생각해 보면 부모님과 나의 관계는 두 분이 이혼한 후에 더 좋아진 거 같아. 특히 아빠랑은 그래. 요즘 들어 아빠가 더 가깝게 느껴져. 아빠가 내 모든 일에 더 관심을 두고, 또 더 말이 잘 통하는 것 같거든. 확실히 서로에 대해 더 잘 알게 됐어.

두 달에 한 번 정도 나랑 오빠는 프랑스에서 아빠, 그리고 아빠의 가족과 함께 주말을 보내. 아빠는 지금 다른 여자랑 살아. 이름은 마리온. 나랑 그다지 친하지는 않아. 난 좀 수줍기도 하고, 나랑은 아무 상관도 없는 여자랑 아빠를 나눠 갖는 게 좀 화가 나기도 하고 그래. 하지만 뭐 어쩌겠어. 받아들여야지.

가끔 아빠가 우리를 데리러 오면 우리 셋, 그러니까 나랑 오빠, 아빠 이렇게 함께 차를 타고 프랑스로 가. 아빠는 보르도 근처 아주 작은 마을에 살고 있어. 마을에는 집이 딱 여섯 채 있는데, 그중 세 채에는 아빠 가족들이 살지. 할아버지, 할머니가 한 채, 삼촌과 숙모가 또 다른 한 채, 그리고 나머지 하나에는 아빠랑 아빠 애인이 살고 있어.

안 그렇게 보일지는 모르겠지만 이곳에서 지내는 일은 절대 지루하지 않아. 아빠네 가족은 아주 활기찬 분위기인 데다가, 늘 뭔가 할 일이 있어. 농기구 창고를 정리한다거나, 할아버지랑 '페탕크'라고 부르는 공놀이를 한다거나, 정원에서 풀도 뽑고 지붕도 고치고 벽을 칠하기도 하지. 쉬지 않고 이집 저집 다니며 그런 일을 하는 거야.

이번에는 처음으로 여행 중에 생리를 하게 되었어. 뭐 별 상관은 없었어. 그냥 그렇다는 거야. 그런데 아빠랑 오빠가 호기심을 가지고 생리에 관해 물어본 건 정말 마음에 들었어. 너도 알다시피 내가 뭐든 물어보는 성격이잖아. 다 아빠를 닮아서 그런 거야. 할아버지, 할머니, 삼촌, 숙모, 그리고 사촌까지 우리는 그야말로 질문쟁이들이지.

아빠랑 오빠가 어떤 걸 물어보았냐고? 예를 들어 볼게.

"생리를 언제 시작할지 어떻게 알아? 달력에 적어 두니?"

이건 우리 오빠 질문이야.

"처음엔 그랬는데, 이제는 다음번에 언제 생리를 시작하게 될지 알려 주는 앱을 사용해."

"그게 무슨 말이야? 어디 한번 봐 봐."

"당연히 보여 주지."

난 앱을 열어서 보여 줬어.

"생리를 시작하면 이 달력에 표시해. 그리고 데이터를 입력해 나가는 거지. 예를 들어서 혹시 아팠으면 여기에 표시하면 돼. 얼마큼 아팠는지, 얼마 동안 아팠는지. 그리고 여기에는 피곤했는지 아니면 활기가 있었는지 표시하고, 또 여기에는 생리량이 많았는지 적었는지…… 선택 사항이 진짜로 많아. 이 앱의 좋은 점은 데이터가 쌓이면 평균을 내서, 생리를 며칠이나 하게 될지 알려 준다는 거야. 또 충분히 잠을 자지 않은 것 같으면 좀 쉬라고 알려 줘."

여기서 팁 하나! 너도 휴대 전화가 있다면 이런 종류의 앱을 꼭 한 번 사용해 봐. 아주 유용해. 텔마는 다이어리를 쓰지. 걘 좀 고리타분하잖아. 아니, 이건 농담! 각자 다 자기만의 방식이 있는 거니까.

"너희 엄마는 생리 때 단 걸 폭풍 흡입하는데. 너도 그날이면 단 게 먹고 싶어지니?"

아빠가 물었어.

"난 거의 슈퍼마켓을 통째로 가져오고 싶을 정도야. 근데 생리 때 단 음식이 먹고 싶어지는 게 과학적으로 입증된 건지는 모르겠어."

이런 건 절대 궁금한 채로 지나치지 못하지. 그래서 인터넷 검색을 해 봤어. 그 결과 생리 중에는 '세로토닌' 수치가 낮아진다는 걸 알게 됐어. 세로토닌은 신경 세포 사이에서 자극 정보를 전달하는 화학 물질이야. 세로토닌 수치가 낮아지면 기분이 저조해지고, 그래서 초콜릿이나 과자, 케이크 등등 탄수화물이 풍부한 음식이 먹고 싶어진다고 해. 이런 달콤한 음식을 섭취하면 세로토닌 수치가 높아져서, 기분을 좋게 해 주는 엔도르핀 같은 물질이

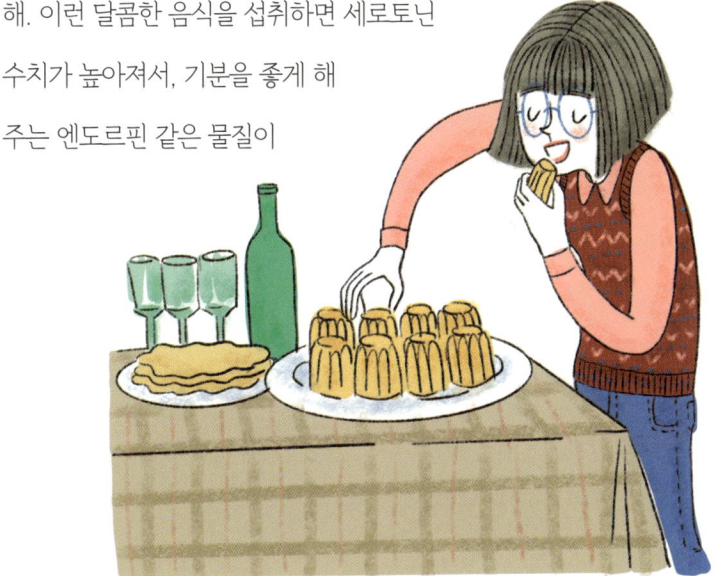

분비된다는 거야. 이제 잘 알겠지?

아빠가 사는 마을에 도착하니 할아버지 댁에 그야말로 달콤 파티가 열려 있었어. 할머니는 언제나 보르도 지방 특유의 디저트인 카눌레를 준비하셔. 겉은 바삭하고 속은 크림이 가득한 데다가 바닐라와 럼주 향이 물씬 풍기는 디저트지. 오는 동안 초콜릿이며 단 것 이야기를 하고 난 이후라 나는 그야말로 카눌레를 폭풍 흡입했어.

마리온 아주머니는 그 자리에 앉아서 우리랑 어울리려고 애를 썼어. 학교에서는 어떻게 지내느냐, 친구들 이름은 뭐냐 묻기도 하고, 스페인에서는 어떻게 사는지도 궁금해하고. 물론 대답은 했지만, 썩 내켜서 한 건 아니었어. 난 삼촌과 숙모, 사촌이랑 더 가까이 앉으려고 자리를 옮겨 보았지만, 마리온 아주머니는 무슨 수를 써서라도 내 옆에 와서 자리를 잡았어. 아빠 집으로 돌아가면 상황은 더 나빠져. 거기선 어디 피할 곳도 없으니까.

그런데 예상치 못한 일이 일어났어. 탐폰을 상자째 스페인 집에 두고 온 거야! 그걸 깨달은 순간 정말 눈앞이 캄캄했어. 이런 조그만 프랑스 시골 마을에서 이 한밤중에 무슨 수로 탐폰을 구한담? 가게들은 벌써 다 문을 닫았는데 말이야.

내가 어떻게 했겠니? 그래, 자존심을 죽이고 아빠 애인에게로 갔지. 마리온 아주머니는 우리말을 한 마디도 모르지만, 다행히 내 프랑스어는 꽤 괜찮은 편이거든. 정말 이상한 건 그동안 한 번도 탐폰을 프랑스어로 말해 본 적이 없는데, 글쎄 우리말이랑 똑같더라고. 그런데 그때는 그걸 몰랐거든. 그래서 내 상황을 장황하게 설명하고 내가 뭐가 필요한지 구구절절 이야기했지. 내 말을 다 듣고 난 마리온 아주머니가 말했어.

"아, 그러니까 탐폰이 필요한 거구나!"

그런데 탐폰은 없고 생리대만 있다는 거야. 자기는 생리컵이랑 생리대를 쓴다면서.

"생리대도 괜찮아요."

"아니, 네가 탐폰이 편하다면 사러 가자."

"지금은 가게가 전부 문 닫았잖아요."

"괜찮아. 심야 당직 약국을 찾으면 돼."

"아니, 아니, 그럴 필요까지 없어요! 정말요."

하지만 마리온 아주머니는 나랑 친해질 기회를 기다려 왔을 테니, 이때를 놓칠 수 없었겠지.

그래서 어떻게 되었냐고? 한밤중에 단둘이, 아주머니 차를 타고 아주머니 옆에 앉아서 당직 약국을 찾아 어둡고 텅 빈 도로를 달렸지. 완벽한 침묵 속에서. 꼭 나와 아주머니 그리고 침묵 이렇게 셋이서 차에 타고 있는 것 같았어. 난 와이퍼 위에 있는 모기 한 마리, 한 마리를 다 기억하게 되었어. 무슨 말이냐면 와이퍼에 쓸려 죽은 모기 하나하나에 이름을 붙여 줬다는 말이야. 벌레라면 그렇게 질색하는데도 말이지. 마리온과 눈을 마주치지 않으려고 잠시도 고개를 들지 않고 아래만 내려다보느라 자동차 기어 위에 올려놓은 마리온 손톱의 매니큐어까지 아주 자세히 들여다볼 수 있었어.

내가 얼마나 호기심이 많은지 너도 잘 알지? 뭐든 묻고 싶어 안달이잖아. 그런데 그때는 뭐 물어볼 게 없나 고민에 고민을 해야 했어. 그렇게 말없이 앉아 있어 본 건 살면서 처음이었어. 입을 꾹 다물고 머릿속이 하얗게 빈 채로 말이야.

그때 갑자기 마리온 아주머니가 물었어.

"생리컵 써 봤니?"

"아니요."

"굉장히 실용적이야. 경제적이기도 하고. 게다가 환경에도 좋아."

"아, 네……."

그리고 다시 침묵.

나는 창밖으로 고개를 돌렸어. 한밤중에 프랑스 시골길을 달려 본 적 있니? 캄캄한 어둠 속에서 절대 끝나지 않을 것처럼 계속되는, 어

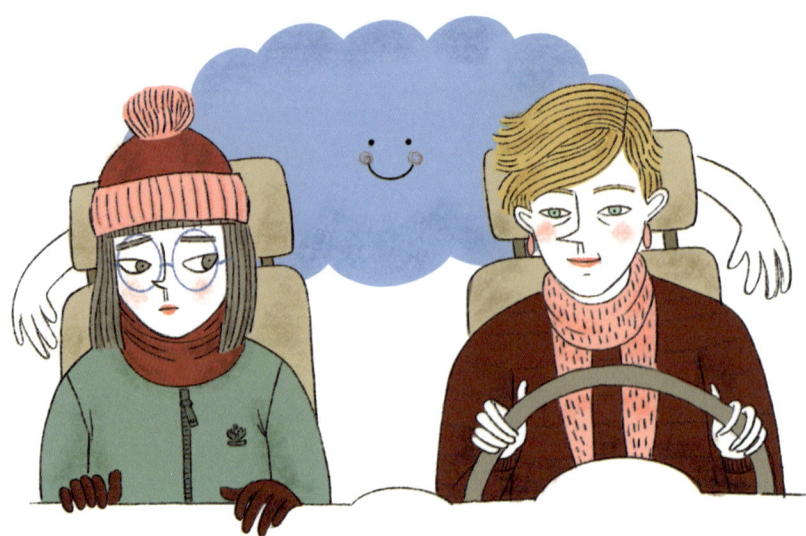

디서 문명의 흔적이 나타나지 않을까 애타게 찾게 되는 그 길 말이야.

마을을 네 개쯤 지나고 커브를 3천 번쯤 돌았을 때 난 마리온 아주머니가 길을 잃은 게 아닌가 의심하기 시작했어. 곁눈질로 살짝 훔쳐보니, 길 잃은 사람의 표정은 아니었어. 다만 뭔가 이야기를 나누고 싶어 하는 거 같았어.

시간은 정말 느리게 흘렀어. 거대한 시계 초침이 아주아주 무겁게 움직이는데 그 위에 내가 타고 있는 느낌이었어. 그러다 마침내, 너무나 다행스럽게도 당직 약국에 도착했어.

하지만 지루한 모험은 아직 끝난 게 아니었어. 약국에 들어갔는데 계산대 뒤에 아무도 없었어. 우리는 "실례합니다, 실례합니다. 계신가요?"를 연발했어. 그런데 아무도, 아무도 없었지. 할 수 없이 막 나가려는 참이었어. 내가 바라는 건 딱 하나였어. 거기를 빠져나와 안전한 장소, 그러니까 아빠 집으로 돌아가 오빠랑 우리 방에서 깔깔대며 웃는 것뿐이었지.

바로 그때 너무나 슬픈 표정을 한 몹시 늙은 할아버지가 나타나더니 뭘 찾느냐고 물으셨어. 우린 할 말을 잃고 할아버지를 쳐다보았지. 일흔은 넘은 거 같은 할아버지는 파자마에 아주 작은 삼각형 베레모를 쓰고 계셨어. 어디로 봐도 약사 같지는 않았어. 할아버지에게 어떻게 탐폰을 달라고 하지? 하지만 별도리가 없었어.

"탐폰을 사려고요."

할아버지는 울고 싶어 하는 것 같았어. 정말이야, 맹세할 수 있어.

"그게 뭔지도 모르겠고 어디 있는지도 몰라. 찾아보고, 있거든 그냥 가져가. 공짜야."

당연히 우린 그럴 수 없다고 했지. 어떻게 돈도 내지 않고 가져갈 수 있겠어.

"이 약국은 우리 딸이 하는 건데, 조금 전 아기를 낳으러 병원에 가면서 나한테 맡겼어. 아무도 안 올 줄 알고 그런 거야. 보통 이 시간에 오는 사람은 없지. 그래서 난 아무것도 몰라. 그러니까……."

마리온 아주머니는 가엾은 할아버지를 위로하면서 걱정하지 말라고 했어. 필요한 게 있으면 우리가 도와드리겠다며 말이야. 그러고는 탐폰을 찾아 가격표를 살펴본 다음 할아버지께 돈을 드렸어.

우린 말없이 약국을 나왔지. 차에 올라탄 우리는 서로를 바라보고는 참았던 웃음을 터뜨리고 말았어. 눈물이 쏙 빠질 만큼 말이야. 돌아오는 길 내내 우리는 약국에서 있었던 일을 이야기하며 웃음을 그치지 않았어. 돌아오는 길은 가던 길보다 훨씬 짧더라고.

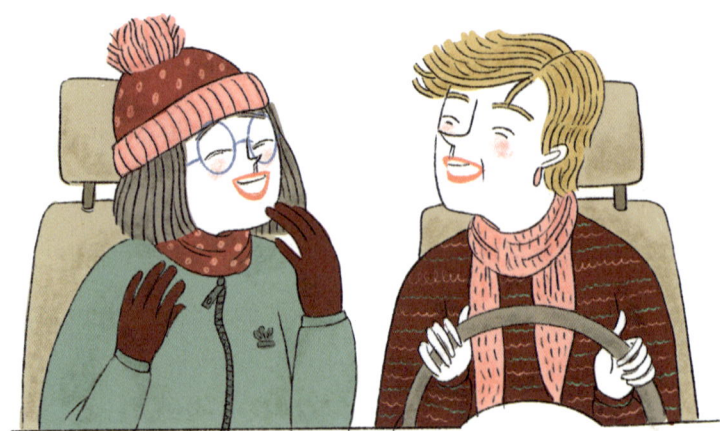

집 현관에 들어서기 전에 마리온 아주머니는 자기 차에 타 줘서, 나를 위해 뭔가 할 기회를 줘서 고맙다고 말했어. 아주머니에게도 지금 상황은 몹시 어렵다고, 자기가 우리 사이에 갑자기 끼어든 걸 알고 있다면서 말이야. 그렇지만 사실은 우리랑 잘 지내고 싶다고, 내게서 아빠를 뺏어 가려는 건 절대 아니라고 말했어.

나는 아주머니가 너무 측은해 보였어. 알지? 내가 이런 데 약한 거. 난 슬퍼하는 사람을 그냥 보고 있지 못하는 성격이잖아. 나는 참지 못하고 아주머니를 힘껏 안아 줬어. 아주머니는 분명 눈물 한 방울을 또르르 흘렸을 거야.

가족이 뭘까? 가족이란 살면서 좋을 때나 나쁠 때나 모든 순간을 함께하면서 우리를 도와주는 사람들을 말하는 걸 거야. 피가 섞이지 않았다고 해도 말이야. 아주 가까운 친구도 가족이 될 수 있고, 어려서부터 널 돌봐 준 이웃 아주머니도 가족일 수 있어. 그 사람들을 참아 주고 이해해 줘야 해. 특히 어른들도 말이야. 어른들도 사랑과 관심이 필요해. 어떤 때는 우리보다 더 많은 애정과 관심이 필요해 보이기도 해. 이상 끝!

성생활에 대하여

이 이야기를 해야 할 순간이 오고야 말았어. '섹스(Sex)'라고도 부르는 것에 대하여 말이야. 하하하! 괜찮아. 이런 이야기가 불편하다거나, 아직 준비되어 있지 않다고 느낀다면 그냥 이 페이지는 지나쳐도 돼. 하지만 다시 보게 될 날이 올 거야. 그건 분명해.

우리는 신체적, 정신적으로 발달하면서 차츰 성적 취향도 형성돼. 우리의 성 발달 과정을 대략 시기별로 나눠 보면 아래와 같아. 물론 사람에 따라, 또 그 사람이 처한 사회적, 경제적, 지리적 등등의 여건에 따라 다르긴 하지만 말이야.

- 11~13세: 사춘기에 접어들면서 갑작스러운 신체적 변화를 겪는 첫 번째 단계야. 아직은 성인의 성적 욕구와는 거리가 멀지. 나를 찾고 알아 가는 때라고 하는 편이 좋을 거야. 자위행위를 통해서나 다른 성과의 접촉을 통해서 우리 자신을 탐색해 나가는 시기야. 이때 우리는 자신이 무엇에 흥분하고, 또 무엇에 끌리는지, 싫어하거나 불편해하는 것은 무엇인지, 자극을 받았을 때 우리 신체의 어느 부분이 어떻게 반응하는지를 알게 돼.

- 14~17세: 생식기가 제대로 기능할 준비가 갖춰지고

> • 콘돔 같은 보호 장비 없이 성관계를 하면 조기 임신, 성병 등의 위험에 노출될 수 있어.

성욕이 증가하는 시기야. 다른 성과의 접촉을 모색하기 시작하지. 자신의 성적 충동에 반응하기도 하고, 상대방의 마음을 끌 수 있는지 시험해 보기도 해. 성에 대한 낭만적인 환상이 극에 달하는 때이기도 해.

이때 우리는 종종 가족이 소중하게 여겨 온 가치나 집안 어른들의 가르침보다는 친구들의 이야기에 귀를 기울이게 돼.

그런데 많은 경우 친구들에게서 얻는 정보는 부정확하고, 또 경험에 근거한 것도 별로 없지. 결과적으로 위험에 처하거나, 실망스러운 결과를 얻게 될 수도 있어. 아직 사고가 완전히 발달하지 않았기 때문에 행동의 결과는 생각하지 않고 자기중심적으로 사고하는 시기이기도 해.

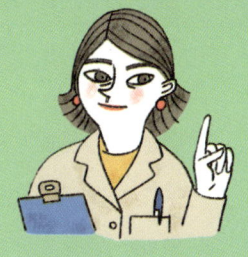

의사 선생님의 한마디!

성관계나 성 문제를 의사 선생님에게 이야기하면 의사 선생님이 여러분에 대해 어떻게 생각할까 걱정되나요? 우리 의사들은 여러분을 판단하기보다 도움을 주고자 합니다. 의사가 관심을 가지는 것은 여러분의 건강입니다. 환자의 이야기를 주의 깊게 듣고 존중하는 것이 의사의 역할입니다. 그러니 성생활과 관련하여 궁금한 점이나 문제가 있으면 부끄러워하지 말고 질문하세요. 아마도 의사 선생님은 여러분이 하는 이야기 대부분을 이미 들어 본 적이 있을 겁니다.

- **17~21세**: 추상적 사고와 인식 능력이 향상되고, 결과적으로 좀 더 성숙하고 안전한 성관계를 나눌 수 있어. 충동에 의한 욕망보다는, 사회적 관계 속에서 신뢰나 상호 존중 같은 다른 가치를 모색하기 시작하는 단계야.

- 성생활은 아주 개인적인 일이야. 자세한 것까지 남과 공유할 필요는 없어.
- SNS에 네 정보가 담긴 게시물을 올릴 때는 주의해야 해. 누군가 나쁜 의도로 사용 할 수 있으니까.

어떤 일을 꼭 해야 한다거나, 절대 하면 안 된다는 이야기는 하지 않을게. 지금 우리가 그런 이야기를 하려고 하는 건 아니니까.

하지만 갑작스러운 충동이나 친구들이 하는 이야기에 휩쓸리지 말라는 말을 꼭 하고 싶어. 이성적으로 판단하고, 네가 무슨 일을 하는 건지 다시 한번 생각하라는 거야. 우리가 하는 일에는 항상 결과가 따른다는 걸 기억해야 해.

다른 사람 말에 휘둘리지 마. 그 누구도 네가 원하지 않는 걸 하도록 강요하거나 설득할 수는 없어. 네 모습을 잃지 말고, 천천히 스스로 준비되어 가고 있다는 걸 느끼면서 매 순간을 즐기면 돼. 서두를 것 없어.

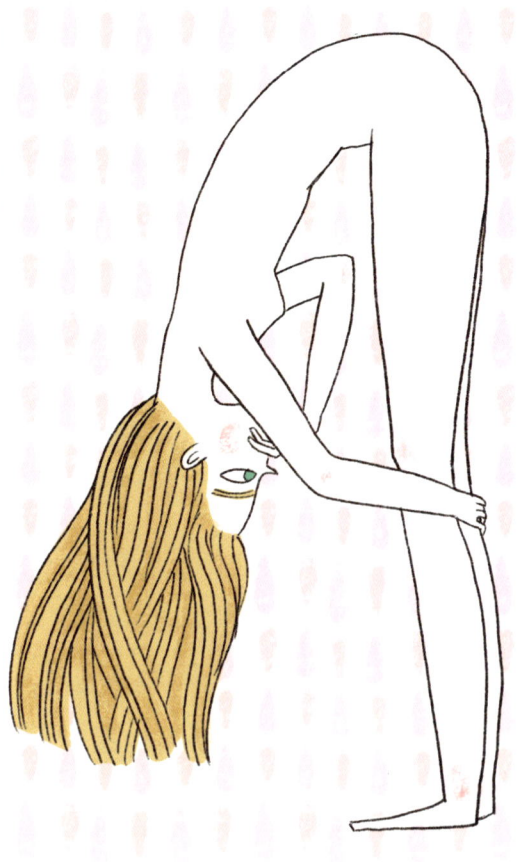

다른 여자들은 어떨까?

> 나는 친구들하고도 성관계 이야기를 하는 게 부끄러워요.
> – 레티시아, 12세

> 내 첫 성 경험은 열여덟 살 때였습니다.
> – 가브리, 27세

> 친구들과 달라 보이지 않으려고 첫 성관계를 해서, 좀 불편하고 느낌이 좋지 않았죠.
> – 엘레나, 47세

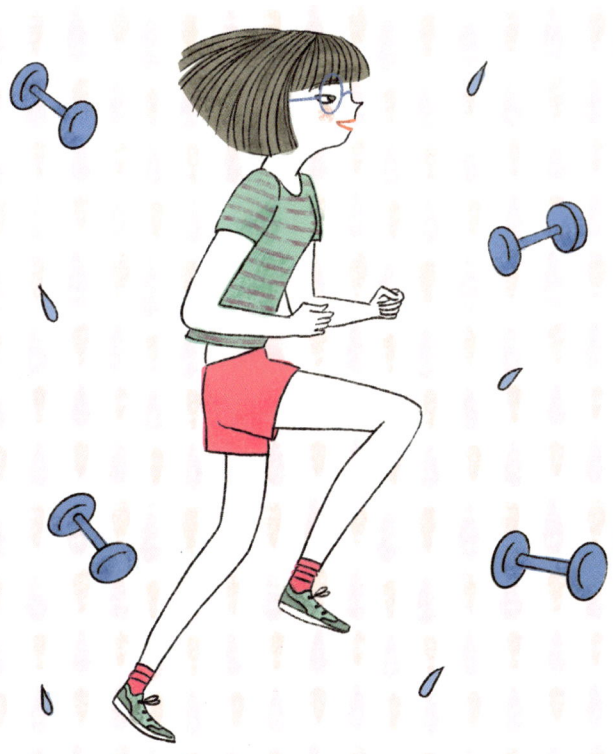

깜짝 테스트)

너는 어떤 성격이니?

1. 만약 네가 역사 속 인물 중 하나가 된다면 누가 되고 싶니?

　A. 여성 최초로 대서양을 횡단한 비행사 '아멜리아 에어하트'

　B. 20세기에 활동한 작가이자 비평가, 페미니스트 '버지니아 울프'

　C. 방사성 원소 폴로늄과 라듐을 발견하여 여성 최초로 노벨상을 받은 물리학자이자 화학자 '마리 퀴리'

2. 아주 우아한 파티에 초대받았다면 어떻게 할 거니?

　A. 기쁜 마음으로 참석해 한껏 즐길 테야.

　B. 사람이 많이 모인 곳을 좋아하지 않으니 가지 않을래.

　C. 내 취향은 아니지만 궁금하니까 가 볼 거야.

3. 같은 반 남자아이가 널 좋아한다는 걸 알게 되면 어떻게 할 거니?

　A. 그 애에게 다가가서 다 알고 있다고, 나도 네가 마음에 든다고 말할 거야.

　B. 너무 부끄러워서 그 애를 지나칠 때 눈이 마주치지 않으려고 할 거야.

　C. 내게 다가올 수 있도록 마주치면 환하게 웃어 줘야지.

4. 친구들과 약속을 했는데, 갑자기 모두 급한 일 때문에 약속에 나올 수 없다고 하면?

　A. 불같이 화를 내며 문자를 보내. 다시 이런 일이 있기만 해 봐라!
　B. 약간 걱정을 하며 혹시 나만 따돌리는 것은 아닌지 고민할 것 같아.
　C. 다른 계획을 세울 거야. 쓸데없는 상상은 하지 않아.

5. 드디어 토요일! 내게 가장 완벽한 계획은?

　A. 친구들을 불러내 춤추고 노래하고 영화관에 가고, 전부 다 하고 싶어.
　B. 책 한 권에 드라마, 소파, 담요와 함께 평온한 시간을 보낼 거야.
　C. 제일 친한 친구에게 전화해서 한 번도 해 본 적 없는 새로운 것을 해 보자고 제안할 거야.

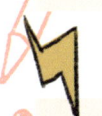

6. 생리 때문에 아프면 어떻게 하니?

　A. 가벼운 운동으로 해결하려고 하지.
　B. 바나나를 먹어.
　C. 통증을 없애기 위해 모든 수단을 써.

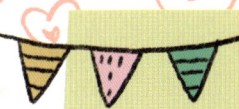 결과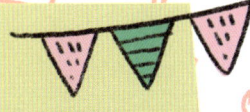

A가 제일 많을 경우: 너는 친구들 사이에서 가장 활동적인 아이인 게 분명해. 끌리는 일에는 머뭇거림이 없고, 화가 나면 좀 위험하기도 한 성격이야.

B가 제일 많을 경우: 네 상상력은 끝이 없구나! 몇 시간이고 너만의 세계에 빠져서 지낼 수도 있어. 넌 차분하고 명랑하고 너그럽지. 하지만 너만의 껍질을 깨고 나오기가 어려워.

C가 제일 많을 경우: 너는 호기심이 많고 과학적으로 사고하는 아이야. 새로 배울 것이 있으면 사소한 불편 따위는 아랑곳하지 않지. 세상은 용감한 자의 것!

> 다시 텔마의 이야기

12월
나를 미워하는 마음은 이제 그만!

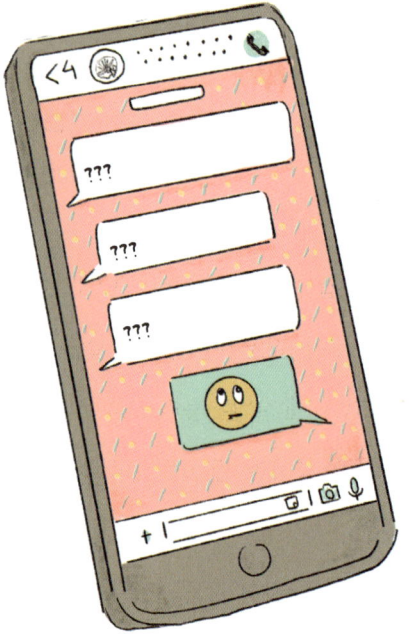

> 신난다! 클로에, 드디어 방학이야!

> 넘 좋다아아앙!

> 근데 색다른 방학 선물 도착. 옛다, 생리!

> 헐! ☹

> 끔찍한 통증까지!
> 창자가 꼬이는 듯.
> 온몸이 다 아파. 😢

텔마, 약 먹었어?

> 이부프로펜 하나.
> 약효는 아직.

그럼 오늘 오후에 못 만나?
다나에랑 쇼핑몰 가서
크리스마스 준비하려고 했는데.

> 너무 가고 싶지! 봐서 갈게.
> 나아지겠지, 뭐. 맨날 그러잖아.
> 지금 어떻게 하고 있는지 알아?
> 배 위에 가모라를 올려놓았어.
> 따뜻해서 좀 낫거든.

우아, 너무 귀엽다!

> 웃긴 동영상 하나 보내 줘.
> 보고 웃게. 얼른!

맨날 투덜거리는 그 여자애
유튜브 영상 보내 줄게.

> 아, 걔? 그래, 보내 줘 봐.
> 기분이 좋았다 나빴다 하면
> 어떻게 되는지는 나중에 말해 줄게.

안녕? 나 텔마가 다시 돌아왔어! 나는 침대에 누워서 내 배 위에 웅크리고 있는 고양이랑 클로에가 보내 준 심심풀이 동영상을 보고 있어. 유튜브에는 정말 짜증 나는 채널이 하나 있어. 그 채널의 여자애는 맨날 하는 말이 자기는 여기 군살이 있다는 둥, 코가 너무 크다는 둥, 어떻게 고쳤으면 좋겠다는 둥 그런 이야기뿐이야. 내가 보기에는 흠잡을 곳 하나 없는데 말이야. 그런 걸 보면 또 콤플렉스를 느껴. 그런데도 계속 보게 되는 거 있지? 너도 그런 적 있니?

그 애는 정말로 예뻐. 옷도 최신상만 입고, 또 하나같이 잘 어울려. 긴 머리칼은 반짝거리는 게 비단결 같아. 그 애의 방에는 작은 깃발과 꽃 장식이 가득하지. 'Smile and be happy!(행복하자, 그리고 웃자!)' 이런 말이 적힌 액자들, 구름 모양 쿠션들이 사방에 놓여 있고, 꼬마전구로 가장자리를 두른 칠판에는 친구들 사진이 잔뜩 붙어 있고 말이야.

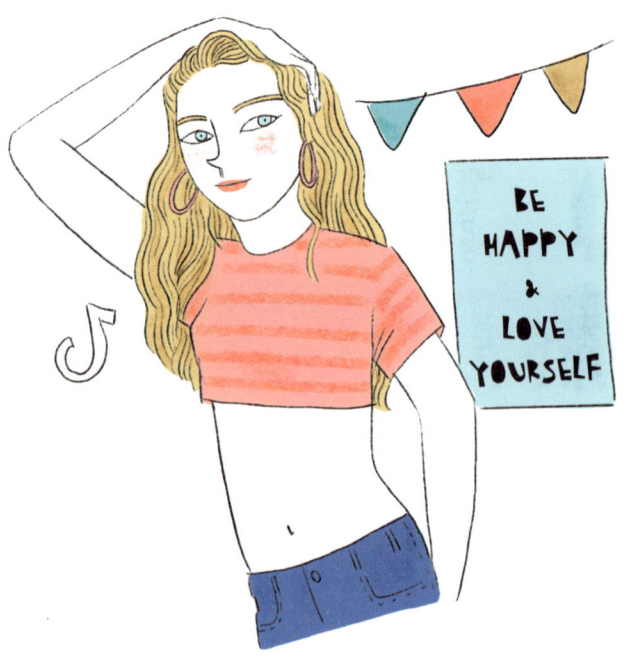

소셜 미디어에 보이는 모습이 실제와 거리가 멀다는 건 나도 알아. 하지만 소셜 미디어에는 그런 애들이 운영하는 채널이 수도 없이 많아. 걔들 콘텐츠는 하나같이 자기 자신에 관한 거고, 팔로워가 수백만이지. 다들 너무 멋지다면서 감탄하는 댓글을 달고 말이야.

학교에서 들은 건데 그렇게 사람들의 반응을 기대하며 소셜 미디어를 하는 건 정말 위험한 거래. 늘 칭찬을 받으려고 하다 보면 나중에는 네 인생이 얼마나 많은 '좋아요'를 받느냐, 또 어떤 댓글이 달리느냐에 좌우된다는 거야. 어느 순간 사람들의 관심에서 멀어지면 심리적으로 큰 어려움에 부닥치게 될 수도 있다고 해.

그날 저녁 나는 클로에, 다나에랑 이 문제에 대해 이야기를 나누었어.

"유튜브나 틱톡에 나오는 여자애들은 한결같이 너무 멋진 것 같아."

"그거야 뭐 당연하지. 걔들은 채널 운영에만 매달려 살잖아."

"그런데 어떻게 그런 일을 하루에 다 할 수 있는 거지? 피트니스에 갔다가 그다음엔 요가, 그러고 나서는 친구들이랑 스무디 마시고, 다음은 쇼핑, 그다음엔 공부. 책도 쓰고, 강아지 산책시키고……."

"나도 몰라. 그런데도 온종일 반짝이는 모습이란 말이지."

"뭔가 속임수가 있는 거야."

"분명해! 아는 사람 중에 그 비스름하게라도 사는 사람 있어?"

"아니. 그렇지만 소셜 미디어를 보는 것만으로도 나는 콤플렉스가 생겨. 내 인생이 정말 별 볼일 없어 보이거든."

"맞아. 그 애들을 보면 내 방은 지하실 골방 같아."

다나에가 말했어.

"걔들 옷에 비하면 내 옷은 전부 후지고 낡았고……."

클로에도 덧붙였지.

"내 친구들까지도 그 아이들 친구보다 못한 것 같고."

다시 다나에가 말했어.

"그런데다 어떻게 가슴까지 예쁜 거야?"

내가 말했어.

둘은 마시던 주스를 뿜었어. 웃겨 죽으려고 하더라고.

"진지하게 하는 말이야. 내 가슴은 이렇게 조그만 혹덩어리처럼 톡 튀어나와서 탑 입을 때도 엄청 불편하다고. 틱톡에 나오는 여자애들처럼 딱 달라붙는 티셔츠 입고 포즈 잡기에도 너무 볼품 없고 말이야."

"그렇지만 텔마, 넌 이제 겨우 열세 살이야. 우린 분명 자라면서 변할 거야. 포켓몬처럼 진화하겠지. 그리고 우리 가슴이 뭐 어때서?"

"모르겠어. 다 신경 쓰여. 그 애들도 다 우리 또래잖아. 영상에서는 맨날 정말로 중요한 건 스스로에게 만족하는 거라고, 내면이 중요한 거라고들 말하지. 아름다움이란 건 주관적인 거라고. 말로는 그렇게 하지만 결국에는 다 똑같아!"

"걔네도 분명 콤플렉스가 심해서 그런 거야."

"그런데 정말 외모나 남들에게 비춰지는 모습에 신경 쓰지 않고, 내 안의 아름다움에만 집중하면서 살 수는 없는 걸까? 걔들이나 우리나 모두?"

다나에는 생각에 잠겼어. 빨대를 한 입 빨고는 또다시 생각에 빠졌지. 그러고는 또 빨대를 한 번 빨더니 또 생각, 다시 빨대……. 결국 주스를 다 마시고 빨대에서 쉬ㄱㄱㄲㄲ 쉬ㄱㄱㄲㄲ 하는 소리가 들렸어. 마침내 다나에가 입을 열었어.

"그래, 맞아. 난 계속 서로 반대되는 메시지를 받는 느낌이야. 한쪽에서는 '네 외모는 중요하지 않아. 너 자신의 힘을 키워. 넌 네 몸 그 이상의 존재야.' 이런 말들을 하지. 그리고 반대편에는 레이저 제모를 하고 44사이즈를 입는 '완벽한' 여자애들이 보이고."

"맞아!"

클로에가 마치 긴 터널의 끝에 빛이 보이는 것처럼 소리쳤어.

"소셜 미디어에서 다른 애들이 뭘 하는지 그런 건 좀 덜 봐야 해. 대신 현실을 봐야지. 평범하게 사는 사람들을 봐야 한다고. 분명 그 '완벽한' 아이들도 문제가 있고 걱정도 있고 콤플렉스도 있을 거야."

"똥도 싸고 오줌도 싸고 방귀도 뀌고, 우리처럼!"

내가 말했지.

또다시 웃음이 터졌어. 내 말에 무슨 문제가 있는 걸까? 그 말을 하다 보니 생리대 바꾸러 화장실에 가야 한다는 생각이 났어.

"나 생리대 갈러 화장실 가야 해."

내가 말했어.

"이 말도 웃겨?"

"응, 하하하하하!"

뭐야, 이 한 쌍의 바보는. 쯧쯧.

화장실에서 손을 씻으면서 나는 거울에 비친 내 모습을 보았어. 소셜 미디어에서 맨날 보는 여자애들과 비교할 수밖에 없었지. 내 머릿결은 햇살처럼 반짝거리지도 않고, 여드름에 잡티도 많아. 내 가슴은 말라비틀어진 이집트콩처럼 생겼지. 또 젓가락처럼 말랐고. 다 인정해. 하지만 난 거울 속 나에게 미소를 지으며 이렇게 중얼거렸어.

"원더 우먼이나 토르, 아니면 내가 정말 정말 좋아하는 가모라는 뭐라고 할까? 생김새 때문에 나 자신을 깎아내리는 데 단 1분이라도 썼다는 걸 알면 아마도 정신 차리라고 한 방 먹이겠지."

바로 그 순간 우리 '위험천만 돌연변이 지구 구조대' 그룹 채팅방 알림이 울렸어.

> 알렉스다! 스케이트장으로 가고 있어.
>
> 거기서 기다릴게.
>
> 알렉스가 스케이트 타는 거 보고 싶어.
>
>

"아주 좋아." 나는 혼자 중얼거렸어. 남자아이를 몰래 뒤따라가는 걸 구경하게 되겠네. 우리가 따라가는 게 부디 티 나지 않고 자연스러

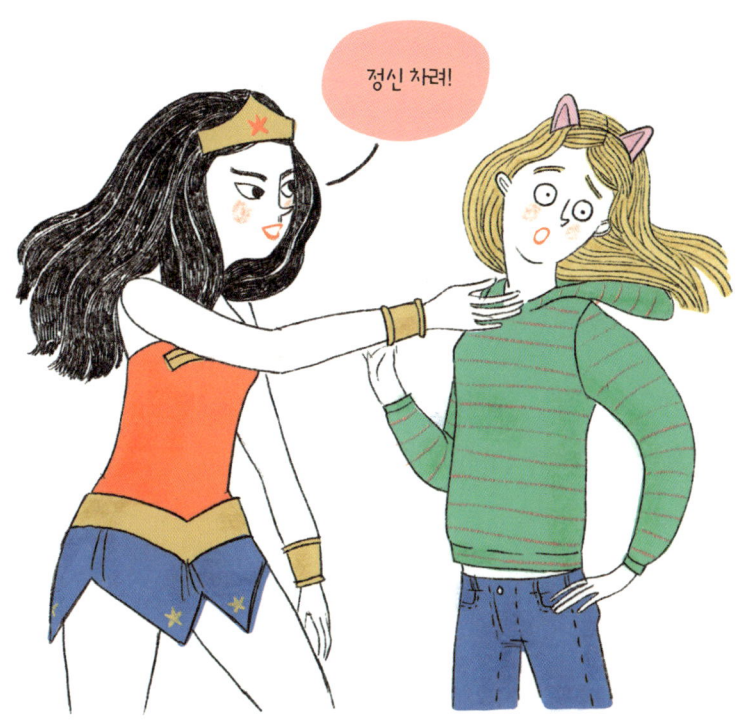

워야 할 텐데…….

나는 클로에랑 다나에처럼 누군가에게 성적인 매력이 느껴지지가 않아. 적어도 아직은 아니야. 아직은 여자 친구들이랑 우리 자신에 대해 또 주변의 것들에 대해 수다를 떨거나, 크리스마스 숍 진열장을 구경하러 가는 게 더 좋아. 하지만 2대 1인걸?

스케이트장으로 걸어가면서 지난 1년 동안 우리에게 일어난 일들을 돌이켜보았어. 정말이지 몇 년 동안 성장할 걸 몇 달 안에 다 해 버린 느낌이야. 1월에는 클로에도 나도 생리를 하는 게 어떤 느낌일지 상상도 하지 못했어. 9월에는 다나에도 만났고.

처음 생리를 하고 또 수많은 변화를 겪은 건 그야말로 모험이었어. 이제 우린 그 모든 걸 다 일상으로 받아들였지. 뭐, 그다지 끔찍한 일은 아니었어. 아직도 생리의 긍정적인 면은 찾지 못했어. 어딘가 숨겨져 있는 걸 우리가 아직 찾지 못한 걸지도 몰라.

어쩌면 내년엔 찾게 될지도 모르지.

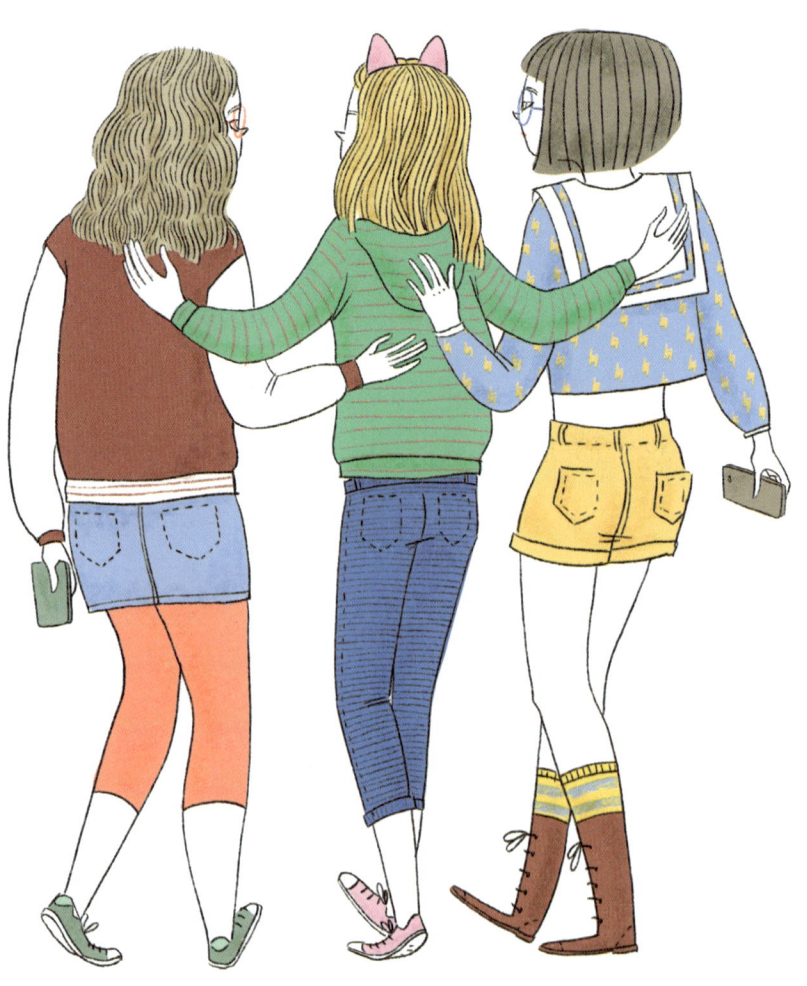

생리에 대한 잘못된 생각을 없애는 법

아이에서 여자로 변하는 데에는 많은 중요한 순간이 있어. 생리를 시작하는 순간은 그중 가장 특별하지.

생리에 대한 금기시는 점점 사라져 가고 있지만, 아직도 오해가 많아. 사회가 좀 더 공정하고 평등해지기 위해서는 이 부분에 아직도 많은 변화가 필요해.

생리나 임신 능력은 여성이 공부나 일, 스포츠를 하는 데 아무런 문제가 되지 않아. 그런데 불행하게도 아직 세상에는 불평등을 불러일으키는, 그럼에도 받아들여지는 행동이 아주 많이 있단다. 예를 들어 사람을 고용할 때 출산 계획 같은 걸 묻는 건 부당한 일이야. 중요한 건 그 사람이 업무를 수행할 능력이 있느냐는 것, 그뿐이잖아.

또 하나 자주 일어나는 상황은 여자가 화를 내는 걸 무조건 생리 탓으로 돌리는 거야. 예를 들어 네가 불만을 제기하거나 스트레스를 받고 있다는 뜻을 밝히면 너에게 "그날이니?"라고 묻는 거지. 그럴 때 너는 분명하게 "아니야, 내 생리 주기와는 상관없어. 난 이 일에 대해 화가 나는 것뿐이야."라고 대답해야 해.

이런 일, 이보다 더 나쁜 일이 벌어지지 않게 하려면 가정이나 학교에서 성평등을 교육하고, 아주 어려서부터 명확하고 진실한 정보를 제공

- 여자아이건 남자아이건 모두 여성의 몸이 어떻게 기능하고, 그 몸이 어떤 변화를 겪고 그 이유가 무엇인지 잘 알고 있어야만 해.

어린아이들에게 생리에 관해 설명하기

- 명확하고 쉬운 말을 사용해.
- 아이와 함께 생리에 관한 책을 읽어.
- 생리대와 탐폰 등 생리용품을 보여 주고 무엇에 사용하는지 설명해.
- 뭐든 알고 싶은 건 물어보라고 하고 대답해 줘.

해 주는 게 중요해.

우리부터 실천해 보자. 오빠와 남동생, 아빠, 남자 친구들과 생리에 대해 자연스럽게 이야기를 나누고, 그 전에 우리가 먼저 확실히 알도록 많은 정보를 조사해 두자.

이런 식으로 비판적 의견에 맞서고, 서로 다른 관점을 받아들이면서 사람들이 우리를 더 잘 이해할 수 있게 해 보자. 그러다 보면 생리에 관한 금기시가 사라질 거야.

그러니 부끄러워하지 말고, 누구든 들으려고만 한다면 그 사람에게 너의 생리에 관해 이야기하는 거야. 생리는 여자아이들만의 일이 아니야. 우리 모두의 일이란다.

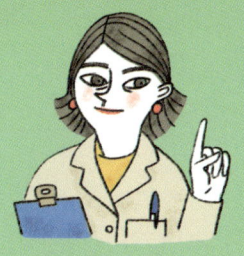

의사 선생님의 한마디!

여자아이나 남자아이가 몇 살이 되었을 때 생리에 관해 알려 줘야 하는지 정해진 시기는 없습니다. 생리에 대해 호기심을 갖게 되면 간단하게 설명을 시작하고, 성장해 가면서 더 자세히 이야기해 주면 됩니다.

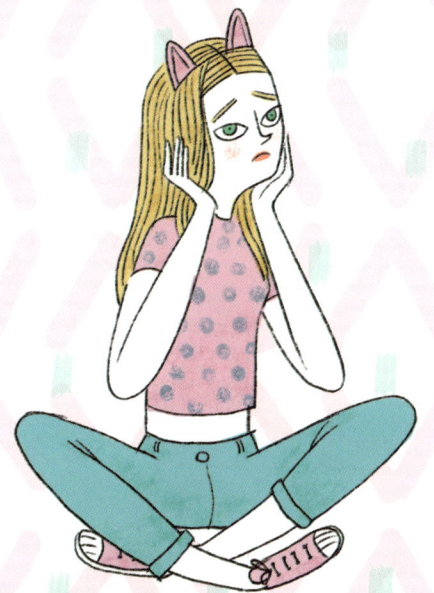

다른 여자들은 어떨까?

우리 집에서는 생리대와 탐폰은 아빠가 사 와요. 전문가거든요.
– 알리시아, 23세

난 여덟 살 남동생에게 생리에 대해 벌써 다 이야기해 주었어요.
– 파트리, 14세

남자애랑 생리 얘기를 한다고요? 난 아직은 좀 창피해요.
– 마이테, 17세

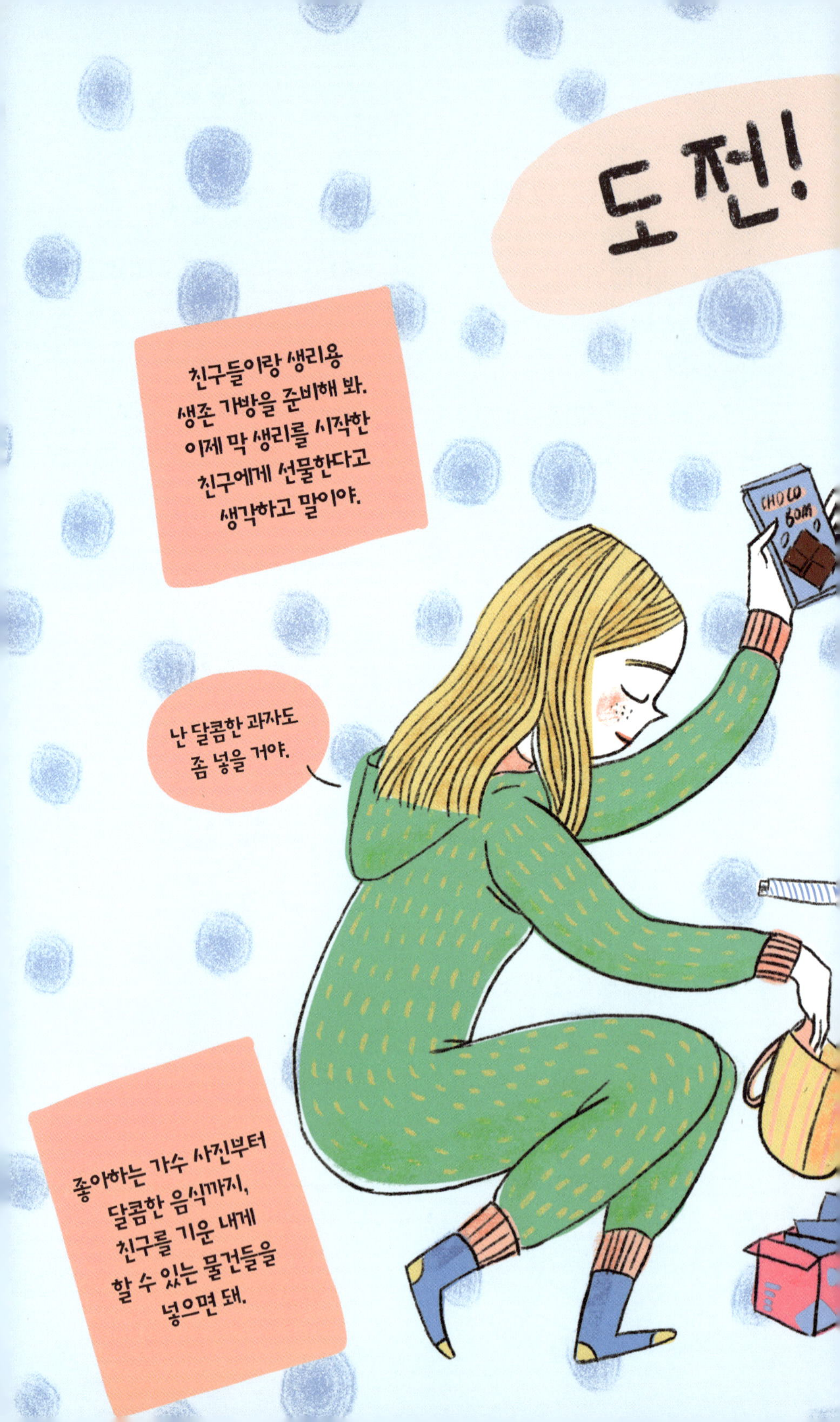

도전!

친구들이랑 생리용 생존 가방을 준비해 봐. 이제 막 생리를 시작한 친구에게 선물한다고 생각하고 말이야.

난 달콤한 과자도 좀 넣을 거야.

좋아하는 가수 사진부터 달콤한 음식까지, 친구를 기운 내게 할 수 있는 물건들을 넣으면 돼.

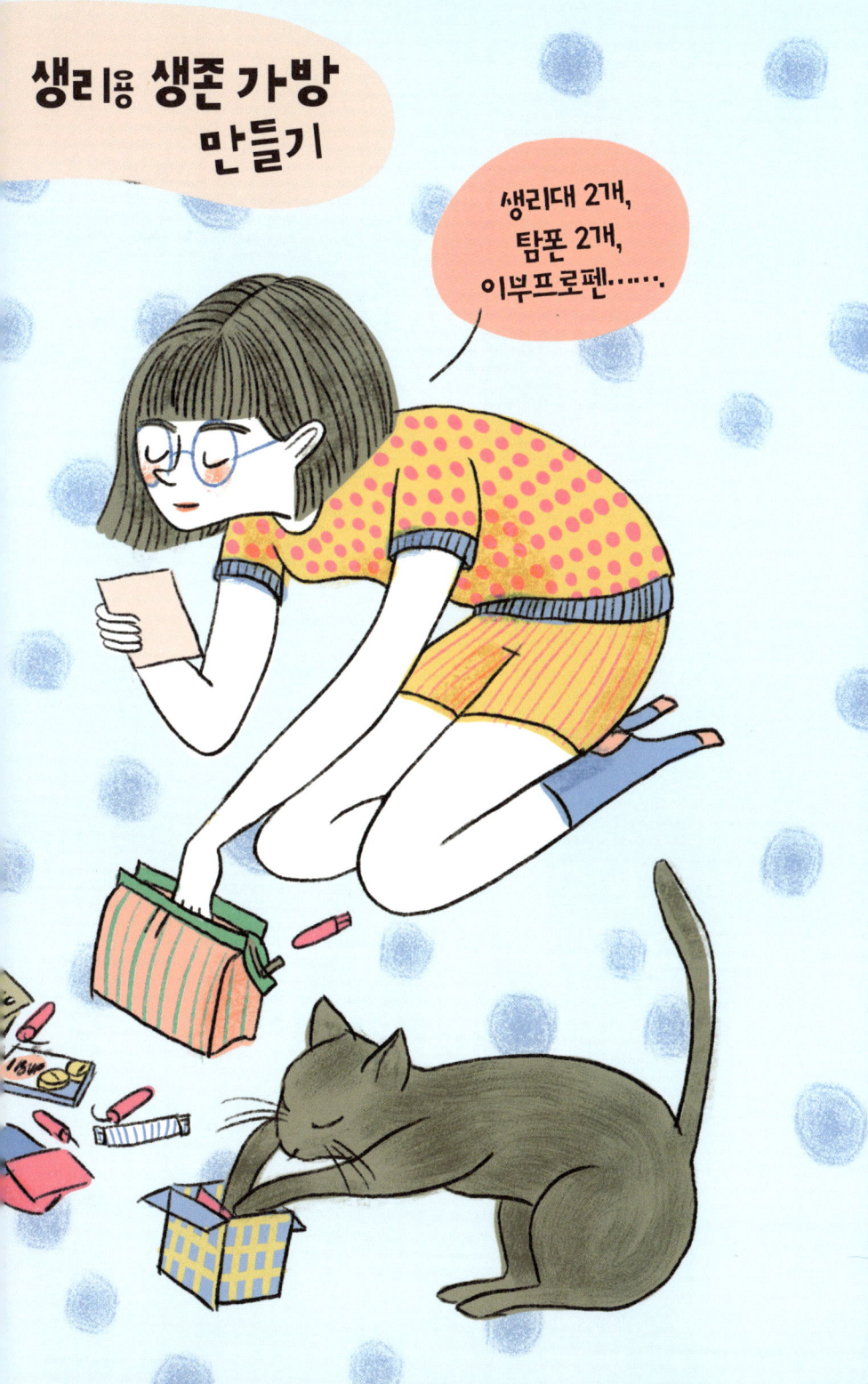

우리의 모험에 함께해 줘서 고마워!

힘내! 너에게 따뜻한 작별의 포옹을 보낸다.

이 책을 친구들에게도 빌려 주렴. 선물하면 더 좋고!